LA GOUTTE
LE RHUMATISME

ET LES DIVERSES MANIFESTATIONS

DE LA DIATHÈSE ARTHRITIQUE

L'auteur et les éditeurs déclarent réserver leurs droits de traduction et de reproduction à l'étranger.

Ce volume a été déposé au ministère de l'intérieur (section de la librairie) en avril 1876.

LA GOUTTE
LE RHUMATISME

ET LES DIVERSES MANIFESTATIONS

DE LA DIATHÈSE ARTHRITIQUE

ENVISAGÉES AU POINT DE VUE DE LEUR TRAITEMENT AUX EAUX THERMALES

PAR LE Dᵣ PETIT (ALEXANDRE)

MÉDECIN CONSULTANT A ROYAT

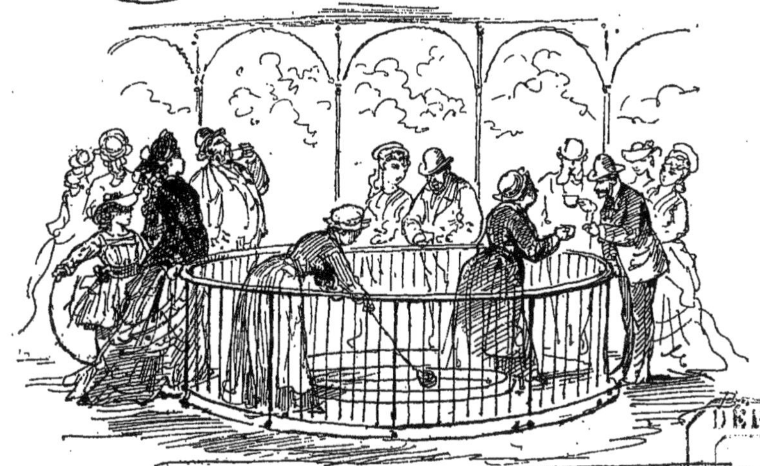

PARIS

E. PLON ET Cⁱᵉ | J. B. BAILLIÈRE ET FILS
IMPRIMEURS-ÉDITEURS | LIBRAIRES DE L'ACADÉMIE DE MÉDECINE
RUE GARANCIÈRE, 10 | RUE HAUTEFEUILLE, 19

CLERMONT-FERRAND

SAINT-GERMAIN, LIBRAIRE, RUE DE L'ÉCU

—

1876

AVANT-PROPOS

Le développement de la station thermale de Royat semble entrer dans une nouvelle phase, et depuis quelque temps l'action curative de ses eaux s'affirme en se précisant.

Il y a quelques années à peine, ce qu'on venait chercher surtout dans ce pittoresque vallon, c'était un repos nécessaire, ou un salutaire exercice, le charme indéfinissable d'une demi-solitude, ou les beautés innombrables d'un paysage aux mille aspects.

Les effets thérapeutiques des eaux elles-mêmes ne venaient qu'au second rang, car Royat ne possédait pas encore sa nouvelle source du Parc, qui fournit par jour l'énorme débit d'un million cinq cent mille litres d'eau thermale.

Mais l'attention du corps médical a été attirée depuis peu par la fréquence et le retentissement de certaines cures d'une nature particulière, attestant, à n'en pouvoir douter, que les eaux de Royat ont des vertus spéciales.

C'est sur les cas d'*arthritis* que se sont concentrées, dans ces dernières années, les observations des médecins consultants. La goutte, le rhumatisme et leurs manifestations si diverses ont fait avec succès l'essai du traitement de Royat. A cela peut-être rien d'étonnant, car la récente application du spectroscope révèle dans nos eaux la présence d'une quantité notable de lithine, le remède antigoutteux par excellence.

Justifié, sans doute, par une si bonne cause, l'accroissement de la station de Royat est réel. Depuis les événements de 1870, la plupart des baigneurs français ont déserté les villes d'eaux allemandes; chaque été notre station se peuple des anciens habitués d'Ems et de Carlsbad : notre pays a gagné à leur patriotisme, et leur santé n'y a rien perdu.

Parmi les stations françaises mêmes, Royat a conquis son rang : nous devrions dire reconquis, puisqu'on sait aujourd'hui que les Romains, grands baigneurs et grands amateurs d'eaux thermales, avaient distingué celles de Royat entre toutes celles qu'ils fréquentaient dans les Gaules.

Ce n'est pas une monographie de l'arthritis que nous voulons présenter ici ; notre but , plus modeste et plus pratique à la fois, est de donner une analyse aussi fidèle et aussi claire que nous le pourrons des manifestations diathésiques de la goutte et du rhumatisme que l'on guérit à Royat. Car on ne saurait trop le répéter : toutes ces manifestations y sont traitées avec un succès incontestable, surtout lorsqu'elles sont liées à un état de *débilitation* quelconque.

A. P.

LA GOUTTE
LE RHUMATISME

ET LES DIVERSES MANIFESTATIONS

DE LA DIATHÈSE ARTHRITIQUE

CHAPITRE PREMIER

La goutte. — Sa nature. — Ses effets. — Étude des manifestations diathésiques du principe goutteux auxquelles s'adressent plus particulièrement les eaux de Royat. — L'arthritisme. — Les arthritides. Eczéma, acné, etc. — Les névroses. — La sciatique. — Laryngites, bronchites, asthmes, catarrhes. — Congestions pulmonaires. — Les néphrites, la gravelle, les calculs. — Les dyspepsies goutteuses, etc.

La goutte est une maladie constitutionnelle, très-souvent héréditaire, quelquefois acquise, caractérisée par un gonflement douloureux des petites articulations, principalement celles des pieds et des mains, et par des manifestations symptomatiques très-diverses.

L'antiquité a connu la goutte; les médecins grecs et romains en parlent très-longuement. Au siècle dernier Sydenham et Boërhaave ont publié sur cette affection des ouvrages qui font encore autorité de nos jours; et en ces derniers temps Barthez, Bucquoy, Charcot, Cornil, Chauffard, Guéneau de Mussy, Lassègue, pour citer quelques-uns des plus compétents, ont cherché, par leurs

1

écrits et leurs leçons orales, à jeter un jour nouveau sur la pathogénie si controversée de l'affection goutteuse.

Nous devons aussi aux médecins anglais, Todd, Scudamore et particulièrement Garrod, de savants écrits et de nombreux travaux sur la goutte et le rhumatisme goutteux. Faisons à ce propos remarquer que la goutte est moins fréquente en France que dans la Grande-Bretagne et les pays du Nord. Cependant on observe aujourd'hui qu'elle tend partout à diminuer; à tel point, dit Charcot, dans ses savantes leçons cliniques sur les maladies des vieillards, qu'on ne la rencontre plus guère à Rome et à Constantinople, où elle était pourtant si fréquente au temps des Césars romains.

Cette circonstance n'a d'ailleurs rien qui étonne, si l'on songe aux excès de sensualité et de luxe vraiment asiatique des civilisations grecque et romaine, qui faisaient dire à un auteur latin : « Podagra Bacchi Venerisque filia. » L'histoire nous a fait même assister au spectacle instructif de l'extension simultanée et parallèle de la maladie et de la démoralisation : car, tandis qu'au temps d'Hippocrate les femmes étaient à l'abri des atteintes de l'arthritis, les Romaines avaient perdu cette précieuse immunité. L'affaiblissement de la goutte résulterait donc, nous aimons à le croire, d'un progrès moral de nos mœurs et d'une meilleure hygiène.

Il est certain que sous ce rapport nos habitudes ont bien changé : les soupers de Lucullus ont disparu depuis des siècles, nous n'avons plus l'héroïque appétit des preux du moyen âge, et il n'est plus de mode aujourd'hui de se réunir, comme aux festins de Burgraves, « autour d'un bœuf entier, servi sur un plat d'or. »

Le vice constitutionnel de la goutte, sur lequel la fantaisie a bâti tant d'hypothèses, serait dû, comme nous le verrons, à un excès d'acide urique dans le sang.

Cruveilhier, Andral, Rayer, les premiers, admirent cette idée. Ce ne fut cependant qu'en 1848 que Garrod, un des plus célèbres médecins de Londres, démontra la présence de l'acide urique dans le sang et qu'il fut dès lors généralement admis qu'une relation intime existait entre l'altération du sang par cet acide et les altérations anatomiques qu'on rencontre chez les goutteux.

Sans examiner les nombreuses théories émises sur la nature de la goutte et les discussions plus nombreuses encore, soutenues sur ce sujet par les Solidistes et les Humoristes, disons tout de suite que la présence en excès de l'acide urique dans le sang des goutteux est un fait aujourd'hui acquis et bien démontré. Mais, comme cet excès peut se rencontrer aussi dans d'autres affections sans qu'il y ait de manifestations goutteuses ou rhumatismales, on ne peut affirmer qu'il existe une solidarité absolue entre la diathèse urique et la goutte. D'autre part cet excès d'acide urique se produit-il par suite d'une évolution défectueuse des matières azotées dans l'organisme, ou résulte-t-il simplement d'une combustion incomplète de ces mêmes matières, due soit à leur proportion excessive, soit à une diminution de la combustion respiratoire?

Faut-il de plus admettre avec Garrod cet état particulier du rein qui, dans la goutte, entrave ou empéche l'élimination des urates, et détermine ainsi leur accumulation dans le sang? « On sait, dit-il, que dans la néphrite albumineuse l'élimination de l'urée est surtout en défaut et passe dans le liquide des hydropisies. » Il est vraisemblable que quelque chose d'analogue a lieu dans la goutte. Ici c'est l'excrétion de l'acide urique qui est insuffisante, et le produit de l'élimination supplémentaire est remplacé par l'urate de soude qui constitue les dépôts tophacés.

Du reste, quelle que soit la cause pathogénique de la goutte, la variété de ses formes et l'irrégularité de sa marche mettent souvent en défaut la sûreté du diagnostic.

Cependant, le médecin arrive très-bien à déterminer, parmi les affections regardées comme symptomatiques, celles qui appartiennent réellement à la diathèse goutteuse ou rhumatismale. Il faut même reconnaître que si la goutte imprime à la constitution un caractère spécial, il ne s'ensuit pas que toutes les affections dont peuvent être atteints les goutteux soient sous la dépendance de la maladie constitutionnelle. Aussi doit-on s'attacher, par l'étude attentive des faits, à bien distinguer quelles sont véritablement les maladies tributaires de la goutte.

Nous avons traité avec succès, à Royat, pour des affections en apparence indépendantes du principe arthritique, des malades chez lesquels rien ne faisait soupçonner la présence de ce principe. Plus tard, rapprochant mieux les faits, il nous fut facile de retrouver la marche de la diathèse acquise ou héréditaire et de ses diverses manifestations. Au reste, nous ne saurions mieux faire que de renvoyer le lecteur aux observations très-détaillées publiées par nos honorés confrères, qui depuis longtemps exercent à Royat, desquelles on peut conclure que Royat est la pierre de touche de l'arthritisme.

Cette affirmation aurait pu être taxée de singularité, il y a quelques années; mais on l'accepte mieux aujourd'hui que certains principes médicamenteux employés pour guérir la goutte ont été découverts en quantités relativement considérables dans les eaux de la station qui nous occupe.

Comme la goutte est une maladie diathésique, c'est sur

l'ensemble de l'économie qu'il faut agir plutôt que sur es manifestations morbides. Si on arrive à changer, par le régime, par l'hygiène, les dispositions de l'organisme, on arrivera également à se rendre maître des symptômes et du mal lui-même : on combattra avec succès, sans péril, les désordres souvent très-graves qui peuvent survenir.

Nous allons donc successivement examiner les symptômes de la diathèse goutteuse et ceux de ses diverses manifestations.

En général, l'accès de goutte est annoncé par quelques dérangements d'estomac ou des intestins, un engourdissement particulier, des mouvements spasmodiques dans différentes parties du corps. Ces symptômes précurseurs de l'attaque persistent pendant plusieurs semaines, et cessent quelquefois subitement la veille du jour où celle-ci se déclare. Tantôt l'invasion a lieu à la suite d'une fatigue, d'un mouvement violent ou d'une brusque émotion; tantôt le malade est réveillé dans son sommeil. Dans les premiers temps, l'attaque est bornée à des douleurs articulaires faibles, à des accès de goutte imparfaits.

Mais, lorsque la maladie est plus avancée, une douleur déchirante se fait sentir au gros orteil ou sur d'autres parties du pied, et s'accompagne d'un frisson suivi d'une fièvre légère. Supportable d'abord, elle augmente par degrés en même temps que la fièvre. Elle est caractérisée par une violente sensation de déchirement et de brûlure ou de froid excessif. La moindre pression est intolérable. Cet accès dure environ vingt-quatre heures et se termine quelquefois brusquement par la cessation de la douleur, l'apparition d'une sueur salutaire et le retour du sommeil.

Mais il reste un gonflement avec rougeur et chaleur de la partie affectée.

D'après une statistique de Scudamore, le gros orteil serait pris le premier trois fois sur quatre, et une fois sur quatre avec d'autres jointures.

Mais, après ce premier accès et jusqu'à ce que l'attaque de goutte soit terminée, tous les soirs la maladie présente un paroxysme qui consiste dans une augmentation de la douleur et de la fièvre. Parfois cependant, la goutte atteint d'emblée les deux pieds, ou passe de l'un à l'autre, et s'étend aux articulations de la main, et même aux grandes jointures des membres ; très-rarement c'est par celles-ci qu'elle débute. Dans tous les cas l'arthrite goutteuse ne dépasse guère les limites d'une simple fluxion, avec douleur intense et comme névralgique, accompagnée de rémissions et d'exacerbations successives. Pendant la durée de l'attaque, le malade a peu d'appétit. L'urine, rare dans les paroxysmes fébriles, laisse déposer un sédiment amorphe, et contient à peu près constamment une grande quantité d'acide urique cristallisé, très-souvent de l'albumine et quelquefois du sang. Le gonflement de l'articulation diminue rapidement et se termine souvent par une transsudation locale et la desquamation de l'épiderme.

La santé se rétablit généralement après l'attaque. Les accès de goutte aiguë sont d'abord assez courts et ne dépassent pas une quinzaine de jours, à moins que la maladie ne se généralise en occupant un grand nombre d'articulations. Mais les récidives, séparées dans les premiers temps par de longs intervalles, quelquefois même par des années, se rapprochent bientôt de plus en plus, reviennent une fois, deux fois dans l'année, au printemps ou à l'automne, et dans ces cas la durée en est plus longue et la crise peut dégénérer en un état morbide habituel. Cette forme, décrite sous le nom de goutte asthénique, attaque de préférence les vieillards et les sujets affaiblis. Landré Beauvais en a observé un certain nombre de cas dans un hôpital de vieillards; il est vrai que la plupart de ses descriptions se rapportent plus exactement à des exemples de rhumatismes noueux, ce qui enlève beaucoup de valeur à ses assertions. Dans certaines circonstances, la goutte semble s'acharner sur une seule articulation, s'y éterniser, y épuiser, pour ainsi dire, toute son action et produire conséquemment sur cet organe des ravages profonds. C'est cet accident que l'on a désigné sous le nom de goutte fixe primitive ou consécutive, suivant son mode de développement ou d'apparition.

La *diathèse goutteuse* est bien établie, la goutte est chronique lorsqu'il existe des douleurs musculaires et arthritiques généralisées, lorsque existe cette forme particulière de rhumatisme articulaire désignée sous le nom de rhumatisme goutteux, qu'on a cru pouvoir distinguer à sa marche chronique, à sa fixité plus grande, à ce qu'il paraît encore se localiser spécialement sur les petites articulations; enfin à ce que la douleur y est plus circonscrite et se fait sentir comme dans un point unique. Les désordres gastriques sont plus marqués et plus tenaces : l'appétit est presque nul, les digestions laborieuses; l'urine, abondante et claire, contient encore assez fréquemment des cristaux d'acide urique et beaucoup plus rarement de l'oxalate de chaux cristallisé.

La goutte chronique se prolonge ainsi durant des mois, durant l'année entière, avec rémissions pendant les fortes chaleurs de l'été, et, pendant tout ce temps, elle se promène douloureusement sur la plupart des articulations qui peuvent faire entendre une sorte de crépitation; car plus tard, lorsque la maladie est invétérée, on voit survenir des engorgements articulaires, une tuméfaction œdémateuse, des gonflements ligamenteux, des concrétions articulaires que l'on désigne sous le nom de tophus.

Ces derniers phénomènes tiennent essentiellement à la production d'une matière spéciale inséparable de l'accès de goutte et que l'on peut considérer comme caractéristique. Cette substance, dont les caractères physiques étaient très-bien connus des anciens, et sur la nature chimique de laquelle il a régné longtemps une grande indécision, est constituée par de l'urate de soude. Ce fait important a été mis hors de doute par les expériences concluantes de Tennant, Fourcroy, Laugier et Barruel.

De là résultent la contraction des muscles et des tendons affectés, la déformation des doigts, l'ankylose des articulations par suite de l'épanchement incessant de la substance tophacée dans la cavité de la jointure et à la surface du cartilage. On a même vu les tophus, accumulés autour des articulations, devenir l'origine d'inflammation locale avec suppuration, amincissement, ulcération de la peau et issue de matière tophacée et purulente.

Chez quelques malades, la goutte reste bornée à ces productions anormales, à ces concrétions tophacées, à ces déformations articulaires ; seulement les douleurs dont ces articulations sont le siége s'exaspèrent à chaque changement de temps, ou avec les retours des paroxysmes périodiques.

Il n'est pas rare de voir la fluxion douloureuse des jointures disparaître et être remplacée par une des affections symptomatiques de la goutte. Mais, dans d'autres cas, celles-ci se montrent dans l'intervalle et indépendamment des attaques de goutte régulière. Alors de redoutables douleurs ou des accidents graves peuvent se produire : mais on n'a pas dit assez que, dans l'immense majorité des cas, ces accidents so t dus aux efforts tentés pour agir contre les fluxions articulaires, ou bien à des causes étrangères qui les ont brusquement arrêtées.

Dans les circonstances générales, on admet difficilement la théorie de la goutte se fixant d'emblée sur les viscères abdominaux, les centres nerveux, les poumons, le cœur, les membranes séreuses, le cerveau, etc., car, avant d'attaquer ces organes, elle a fait ou dû faire explosion au dehors ; le mouvement externe a été suspendu, une répercussion en a été la conséquence, s'est accomplie sur un point ou sur l'autre, suivant la susceptibilité, les prédispositions particulières des individus : la maladie, en un mot, n'a point été primitive.

Il y avait là un état constitutionnel, une diathèse, celle que M. Bazin appelle l'arthritis. Car les maladies chroniques, on ne saurait trop le répéter, sont toutes ou presque toutes sous la dépendance d'un état diathésique qui, s'il ne leur a pas donné naissance, les entretient et les perpétue : « à tel point, disait Pidoux, que les enfants des arthritiques et de tous ceux d'ailleurs qui ont des maladies chroniques bien déterminées, et chez lesquels cette disposition morbide se trahit déjà par des caractères pathologiques incontestables, à tel point que ces prédestinés, ces enfants et ces adolescents qui suent l'arthritisme par tous les points de leur économie, devraient prendre les eaux minérales qui peuvent leur convenir à doses rompues, et sans se presser, puisqu'ils ne le sont pas par la maladie latente, au lieu d'attendre qu'elle les ait enveloppés de ses nœuds. » C'est qu'en effet l'autorité incontestable d'un grand nombre de médecins ne permet plus de mettre en doute les maladies nombreuses provenant de l'arthritisme.

Dans le rhumatisme, si voisin de la goutte qu'il est souvent confondu avec elle, surtout au point de vue du traitement thermal tel que nous le présenterons à Royat, les déterminations viscérales ne sont certes pas rares. L'endocardite et la péricardite sont la règle, leur absence est l'exception, a dit Bouillaud. Verra-t-on là une simple coïncidence? Nous ne le pensons pas. Et si nous considérons la diathèse syphilitique ou scrofuleuse, ne trouvons-nous pas également, très-souvent même, des manifestations du côté des viscères?

Cependant, parmi les affections arthritiques, les principales doivent être rapportées aux névroses : ce sont les névralgies, et notamment la sciatique et l'asthme, qui affectent spécialement les vieux goutteux : les viscéralgies si nombreuses, parmi lesquelles il faut citer surtout celles qui sont fixées sur les voies digestives, dyspepsies, gastralgies, entéralgies, et celles qui ont pour siége les voies urinaires, néphrite, ischurie, gravelle; les paralysies locales, l'aphonie, les laryngites et les bronchites toujours si franchement influencées par les diathèses. La paralysie incomplète avec convulsions choréiformes; les hémiplégies nerveuses et plus fréquemment, plus essentiellement surtout, les affections cutanées.

Les limites de notre sujet nous forçant à restreindre autant que possible l'étude détaillée de chacune de ces affections, nous allons insister plus spécialement sur les lésions arthritiques les plus heureusement modifiées par les eaux de Royat.

La goutte peut, comme nous le disons, revêtir toutes les apparences morbides. Elle peut foudroyer les centres nerveux, enrayer l'action respiratoire, frapper le cœur, porter sur l'estomac et l'intestin des flux de tout genre, troubler les sécrétions de toutes les séreuses, et celles de tous les organes spécialement sécréteurs, susciter enfin tous les tourments névralgiques; et cela sans laisser trace matérielle de son passage, surtout lorsque son action a été brusque et violente.

Mais les phlegmasies liées à la diathèse goutteuse sont moins rares qu'on ne pourrait le supposer au premier abord, car il en est un grand nombre que l'observation a mises en lumière.

Ainsi il n'est pas d'affections goutteuses plus constantes que ces maladies de la peau occupant la face ou d'autres parties du corps, qui résistent toujours aux médications purement locales ou au vieux traitement par l'arsenic à l'intérieur, et le soufre à l'extérieur.

Les éruptions anormales succèdent souvent en effet à la goutte articulaire et montrent le lien intime qui existe entre la goutte et le vice dartreux.

C'est pour cela qu'à l'exemple de M. Bazin, les auteurs modernes, renonçant aux nosologies artificielles du dix-neuvième siècle, basées sur le diagnostic décevant de la forme, ont à peu près généralement adopté une classification diathésique, et par là même plus normale, puisqu'elle dérive des causes et achemine aux corollaires thérapeutiques.

Les arthritides sont ces variétés de dermatoses classées par l'éminent professeur de Saint-Louis entre les scrofulides, les syphilides et les herpétides.

Chaque année on observe à Royat un grand nombre d'affections cutanées, couperose, acné, pityriasis, psoriasis, eczéma sec surtout, qui, toutes, sont rapidement modifiées quand elles sont sous la dépendance du principe rhumatismal. L'eczéma est certainement l'affection la plus fréquente, comme aussi la plus tenace. Cependant c'est une des dermatoses qui semblent le mieux attester l'action curative de

Royat, et par cela même présider au triomphe des doc-
trines de M. Bazin.

L'estomac et l'intestin sont souvent le lieu d'élection de
la métastase goutteuse. Et ce n'est pas d'aujourd'hui que
date l'observation que les affections des voies digestives
ont une grande corrélation avec la goutte ; aussi, dit à ce
sujet M. le docteur Bouloumié, dans un récent travail sur
les dyspepsies, la gravelle et la goutte : « En jetant un coup
d'œil sur les principales théories qui ont été émises sur la
nature de la goutte, on embrasse les nombreuses causes
qui peuvent lui donner naissance et les principaux symptômes qu'elle présente. On voit quelle importance est
attribuée aux troubles digestifs dans la production de cette
maladie et le retour de ses manifestations. Les crudités,
l'abus de certains aliments ou de certains remèdes irritants
destinés à calmer un accès de goutte, mais plus spécialement l'impression du froid, déterminent très-facilement
des troubles du côté de l'appareil digestif. »

Ces troubles se manifestent chez l'arthritique avec toutes
leurs variétés et une ténacité vraiment extraordinaire, d'autant plus que, si le goutteux ne subit pas régulièrement
des accès franchement aigus, s'il éprouve de temps en
temps des douleurs vagues et passagères, ce qui arrive surtout lorsqu'il fait usage des spécifiques vantés dans les jour-
naux, il est bien plus difficile de découvrir la véritable
cause d'un état maladif persistant sans motifs apparents.

La dyspepsie est un symptôme presque constant de la
goutte chronique, où elle apparaît avec tous ses degrés
d'intensité, depuis la simple pesanteur jusqu'à la douleur
la plus vive. Des flux abondants de matières muqueuses
constituent cette gastrorrhée goutteuse dont parlent beaucoup d'auteurs. Enfin, au milieu de tout cela, on remarque

des symptômes d'embarras gastrique quelquefois fébrile.

Quant à la gastrite goutteuse, nous n'avons pas eu occasion d'en constater de cas bien authentiques.

Du côté de l'intestin, nous observons des affections analogues à celles que nous venons d'énumérer. Ce sont des signes d'entéralgie, avec douleur variable. D'autres fois une tympanite ballonne l'abdomen, accompagnée de pneumatose et de coliques vives, avec constipation opiniâtre; souvent, pour faire disparaître ces symptômes inquiétants, il suffit d'un accès de goutte complet; quand il est terminé, le tube digestif est libre, et le malade guérit rapidement.

On observe quelquefois, avons-nous dit, que les traitements réputés spécifiques contre la goutte arrêtent l'accès, diminuent les douleurs et abrégent le mal; mais, généralement, ils favorisent la dyspepsie hypocondriaque. Aussi les goutteux doivent-ils être très-réservés à leur égard, car les affections de l'estomac et des intestins sont rebelles et résistent quelquefois très-longtemps au traitement thermal. « Pour la dyspepsie », dit notre honoré confrère, le docteur Langaudin, « les insuccès sont assez nombreux, mais pourtant nous devons dire que les améliorations sont encore plus nombreuses; ce résultat est-il dû uniquement aux eaux? Doit-on le rapporter en partie au changement de vie et de régime, à l'air qu'on respire, à l'absence de préoccupations, etc.? Il est bien possible que tout cela y contribue, mais nous croyons pourtant que l'usage des eaux peut en réclamer une large part. »

Il semble que, de tous les viscères, le poumon est celui qui doit être le plus facilement attaqué par l'arthritisme, et c'est qu'en effet tout l'y prédispose, sa structure d'abord, mais surtout son contact direct avec l'air, dont les variations de température et d'hygrométrie sont si fréquentes. Quoi qu'il en soit, la goutte peut attaquer les bronches, la plèvre ou le parenchyme pulmonaire.

Le catarrhe goutteux est l'affection la plus fréquente. Souvent il débute par un simple coryza, et de là passe facilement aux bronches, caractère qui n'a rien de spécial, car la bronchite simple se comporte de même. Cette bronchite, tantôt aiguë, tantôt chronique, mais tendant toujours vers ce dernier état, présente divers degrés d'intensité, et alterne très-souvent avec des poussées eczémateuses sur diverses parties du corps. Un fait sur lequel les auteurs insistent, c'est la facilité avec laquelle le catarrhe pulmonaire dégénère en pneumonie. Van Swieten rapporte que, dans une épidémie de toux catarrhale qui survint au printemps, la plupart des sujets atteints n'éprouvaient que des accidents passagers, tandis que chez les goutteux l'affection se transformait facilement en péripneumonie très-grave et même mortelle. C'est surtout au moment présumé d'une attaque de goutte que se manifestaient ces accidents.

Le catarrhe goutteux est attribué par Barthez à de fortes contentions d'esprit ou à une infirmité relative héréditaire. Il faut avouer que cette étiologie est bien douteuse. N'est-il pas plus probable qu'ici, comme dans la goutte gastrique et intestinale, l'action du froid est prédominante? Mais il ne faut pas oublier que les malades atteints de catarrhe goutteux sont souvent des vieillards affaiblis, chez lesquels les congestions pulmonaires et la pneumonie sont si sujets à se déclarer. Quoi qu'il en soit, on observe souvent une alternance frappante entre le catarrhe et les accès de goutte articulaire. Nous ne croyons pas devoir insister plus longuement sur cette affection, qui ne présente rien de particulier que son origine goutteuse, qui la fait audacieusement résister à tous les traitements ne s'adressant pas à l'arthritisme. C'est une des maladies qui conduisent le plus de malades à Royat. — La pleurésie goutteuse, d'après certains auteurs, viendrait souvent compliquer le catarrhe. — Nous le constatons quelquefois.

Quant à la phthisie pulmonaire attribuée à la goutte, les traits particuliers qui la distinguent de la phthisie ordinaire reposent sur des données tellement vagues et fugitives, que nous ne nous y arrêterons point. L'œdème du poumon survient fréquemment, mais semble appartenir avec les autres hydropisies à la période cachectique.

La dyspnée sous toutes ses formes, qu'elle soit symptomatique des maladies précédentes ou purement nerveuse, a été étudiée sous le nom d'asthme convulsif, asthme sec, avec peu ou pas d'expectorations. L'asthme convulsif peut prendre la forme de l'angine de poitrine, et dans ce cas, on trouve presque toujours dans le poumon de l'emphysème pulmonaire produit probablement par les accès de toux.

La phthisie rhumatismale n'est pas rare. C'est une affection qui guérit souvent, lorsqu'elle est prise à son début. Bertrand, Nivet, Allard, Boucaumont, en ont cité de nombreux cas améliorés ou guéris par les eaux de Royat. Le docteur Pidoux signale cette affection comme trèsfréquente aux Eaux-Bonnes.

La phthisie arthritique a souvent été confondue avec la congestion de même origine.

En 1874, M. Colin a lu à la Société d'hydrologie médicale de Paris un rapport sur un grand nombre d'observations de congestions pulmonaires arthritiques, caractérısées par des râles crépitants et sous-crépitants que l'on trouve en un point fixe situé au tiers inférieur d'une ligne tombant du creux axillaire sur la base de la poitrine.

« C'est, dit-il, de trente à quarante ans que débute l'affection du poumon. Jusqu'à cet âge, l'arthritique a ressenti, celui-ci quelques douleurs erratiques, plus ou moins vives, sur le trajet d'un muscle ou dans les articulalations; celui-là, une ou plusieurs atteintes de rhumatisme articulaire ou de goutte. Sous l'influence d'une cause réfrigérante quelconque, il est pris un jour d'une toux qui est mise sur le compte d'un rhume, mais qui s'éternise, car, au lieu d'avoir affaire à une bronchite franche, c'est une congestion pulmonaire de nature arthritique qui commence.

Cette première atteinte peut être d'une durée relativement courte, comme elle peut aussi se prolonger pendant des semaines; elle est, dans tous les cas, le premier anneau d'une série de congestions.

A partir de ce moment et au milieu d'une santé en apparence parfaite, le rhumatisant sera pris de nouvelles crises qui coïncideront presque toujours avec des changements brusques dans la température et la pression barométrique.

Je n'ai jamais remarqué que la gravité de l'attaque fût en rapport avec la plus ou moins grande intensité de ces variations. En général, voici les symptômes observés : C'est, dans la grande majorité des cas, pendant la nuit que paraît la crise. Après s'être mis au lit avec une santé qui semble ne rien laisser à désirer, le rhumatisant s'endort, mais est bientôt éveillé par un chatouillement à la gorge qui provoque une toux faible d'abord, plus forte ensuite, mais habituellement sèche et on ne peut plus fatigante. Il sembl   que la poitrine ne pourra pas résister aux efforts qu'elle supporte.

Quelques douleurs vives se font sentir sur le trajet des bronches ou sur les parois thoraciques. A ce moment l'on remarque souvent des stries sanguinolentes dans les crachats. Après un temps plus ou moins long, la toux devient un peu moins sèche, moins fatigante par contre ; une légère moiteur s'empare du malade, puis une abondante expectoration commence, en même temps que se fait par les narines un écoulement considérable de sérosité. Les crachats, au début, sont filants, spumeux, semblables à du blanc d'œuf, et ce n'est qu'alors que leur quantité diminue qu'ils deviennent plus épais ; c'est, en général, le signal de la rémission.

Pendant la journée, rien de particulier, si ce n'est un peu de toux, un peu d'expectoration, souvent même rien ne rappelle les souffrances de la nuit. L'appétit est parfaitement conservé, et, quand vient le soir, le malade se met au lit avec l'espoir d'une bonne nuit, mais qui n'est pas moins mauvaise que la précédente. Ces accès peuvent durer pendant plusieurs semaines ou disparaître subitement.

Le diagnostic étiologique de cette affection est donc d'une importance capitale, car il a comme complément de sérieuses ressources thérapeutiques.

Les laryngites simples ou granuleuses, les altérations des cordes vocales, l'aphonie, liées à la diathèse rhumatismale, et coïncidant souvent avec des affections de la peau, sont influencées, très-heureusement et très-rapidement (surtout quand les granulations n'ont point encore de chronicité) par le traitement général suivi à Royat, et par l'eau employée en pulvérisation directe sur la gorge, ou en inhalations dans les salles à gradins.

Ces salles d'inhalation, dont la température varie de 25 degrés à 30 degrés, sont très-appréciées par les malades, qui ont toujours de la tendance à y rester plus de temps que leur médecin ne leur a indiqué.

Elles constituent, avec les bains à eau vive, une des plus heureuses applications thérapeutiques de la station de Royat, et donnent des résultats excellents dans l'asthme humide, le catarrhe, les bronchites, et la plupart des manifestations rhumatismales que nous venons de passer en revue. Les malades y respirent en vapeurs tous les éléments constitutifs de l'eau minérale, ainsi que l'a démontré M. Lefort, et en ressentent dès les premiers jours les bienfaisants effets. S'il y a tendance aux douleurs ou aux lourdeurs de tête après la séance d'aspiration, le malade prend un bain de pieds à 45 degrés dans la nouvelle salle annexée à celle d'inhalation.

Les lésions des reins ont été étudiées par tous les médecins depuis Arétée jusqu'à Sydenham. Hoffmann et Van Swieten avaient déjà signalé la coexistence des accidents dont les voies urinaires sont le siége avec ceux de la goutte. Plus tard Chomel et Civiale étudièrent plus spécialement les accidents produits par la lithièse rénale, et enfin, grâce aux travaux modernes entrepris par Todd, Johnson, Cecley, Garrod, en Angleterre, et en France par Rayer, Castelnau, Charcot, Cornil, etc., on est arrivé à connaître parfaitement la nature des lésions rénales dans la goutte.

Garrod émet le principe qu'elles sont à peu près constantes sous une forme ou sous une autre chez tous les goutteux.

Aujourd'hui, on admet les trois formes suivantes : *A*. La

néphrite goutteuse de Rayer (gravelle des reins de Charcot), caractérisée par le dépôt de petits grains rouges composés d'acide urique, fixés dans la substance corticale ou tubuleuse des reins, dans les calices et les bassinets. *B*. La néphrite uratique de Durand-Fardel, caractérisée par le dépôt dans les cônes tubuleux de matière blanche, en tout semblable à celle des tophus articulaires. L'analyse montre que ces dépôts sont composés d'urate de soude. *C*. La néphrite atrophique des auteurs anglais.

Les affections urinaires sont donc fréquentes chez les goutteux et deviennent presque la règle à une certaine époque de la maladie, tandis qu'elles sont rares dans les diverses formes de rhumatisme articulaire chronique. L'irritable *bladder* des Anglais ou vessie irritable, n'est autre chose que la goutte vésicale. Érasme écrivait à son ami : « J'ai la néphrite et tu as la goutte : nous avons épousé les deux sœurs. » Il y a un proverbe qui dit : « La goutte produit la pierre. » En effet, la gravelle et la pierre se rencontrent souvent chez les goutteux ; cependant elles ne leur appartiennent pas d'une manière exclusive.

Les phlegmasies arthritiques des séreuses sont loin d'être rares, mais alors elles ont une gravité tout exceptionnelle ; aussi les eaux thermales sont-elles contre-indiquées toutes les fois que la goutte ou le rhumatisme se compliquent de maladies organiques du cœur, car les palpitations, les défaillances, les syncopes, les intermittences et les suppressions momentanées du pouls ne peuvent qu'être aggravées par les bains, les douches, les séances d'inhalations, en un mot par le traitement suivi pendant la cure thermale.

Il est des malades goutteux depuis très-longtemps qui,

dans l'intervalle de leurs accès, ont presque continuellement des douleurs sur les différents organes que nous venons d'indiquer. Mais le rhumatisme goutteux, comme on l'appelle, n'y produit pas les accidents graves précédemment décrits : il se borne à occasionner de la gêne et à troubler plus ou moins les parties du corps sur lesquelles il est fixé. Sous cette forme la goutte est assez souvent errante, et passe rapidement d'un endroit à un autre. Quoique peu dangereuse, cette variété de l'arthritis a été jusqu'à présent aussi rebelle que toutes les autres aux efforts de la médecine pharmaceutique. C'est cependant une des formes de la goutte qui cède avec le plus de facilité au traitement par les eaux thermales lithinées : car si nous voulons parcourir les innombrables observations publiées par les auteurs qui se sont occupés des eaux de Royat, nous trouvons un nombre considérable de faits à l'appui des idées que nous venons d'émettre.

D'après Charcot, il existe souvent des concrétions tophacées de l'oreille externe qui peuvent coïncider avec des altérations des osselets de l'ouïe. Il parait, du reste, très-certain que les malades affectés de goutte chronique sont exposés à devenir sourds, mais on ne sait pas encore à quel genre de lésions attribuer ce nouveau genre de surdité.

La conjonctive, l'iris peuvent être le siége de lésions chez les goutteux : on a signalé la conjonctivite et l'iritis alternant avec des accès de goutte, et devant être rapportées à cette maladie. Garrod a décrit une affection goutteuse de l'œil, dans laquelle la sclérotique enflammée présentait à sa surface des dépôts d'urate de soude. Klein parle d'une amaurose causée par la rétrocession de la podagre et guérie par les vésicatoires. M. Patissier raconte l'histoire d'un goutteux qui pendant dix ou douze jours avait presque complétement cessé d'y voir, quand la goutte fut rappelée aux pieds et fit disparaître cet accident. Réveillé-Parise et Stoll citent des faits analogues.

Tous les médecins ont remarqué combien sont fréquentes les affections rhumatismales fixées sur les organes de la vue. Le diagnostic n'offre alors aucune difficulté, car les antécédents goutteux ou rhumatisants sont une indication précise. Quand la maladie est chronique, généralement elle est d'origine scrofuleuse ou rhumatismale; il suffit alors d'établir le diagnostic différentiel et, suivant le cas, indiquer les eaux arsenicales ou les eaux alcalines faibles, qui, administrées à la fois en boissons et en pulvérisations chaudes sur les surfaces oculaires, produisent toujours une amélioration rapide et un soulagement certain.

On voit donc combien sont nombreuses et étranges les manifestations de la diathèse goutteuse, et il n'échappera à personne que le diagnostic est d'une importance capitale, puisqu'il permet, aussitôt l'arthritisme reconnu dans une de ses manifestations, d'employer une médication puissante, et dont l'efficacité n'est aujourd'hui mise en doute par aucun des médecins qui ont étudié tout spécialement l'action des eaux de Royat.

CHAPITRE II

Si la pathogénie de la goutte est encore obscure, l'étiologie a des données précises.

La transmission héréditaire est fréquente : sur cinq cents
cas analysés à ce point de vue par Scudamore, l'hérédité
a existé trois cents fois. En France, cette statistique n'a pas
été faite souvent; cependant Patissier, dans son rapport
sur l'emploi des eaux de Vichy dans le traitement de la
goutte, l'aurait rencontrée trente-quatre fois sur quatre-
vingts cas observés.

Quand la maladie a cette origine, elle peut se manifester
beaucoup plus tôt que lorsqu'elle est acquise. *Il est très-
commun,* dit Jaccoud, *que la goutte héréditaire se révèle
de dix-huit à trente ans, et il est très-rare que la goutte
acquise apparaisse avant quarante ans. « Puer podagra
non laborat ante veneris usum. »* La maladie est bien
plus fréquente chez l'homme que chez la femme. On ne
compte guère en effet sur cent goutteux que quatre ou
cinq femmes, et chez elles la goutte a une tendance
marquée à revêtir la forme asthénique.

Les manifestations en sont très-irrégulières, et c'est
presque toujours à l'époque de la ménopause que la maladie fait sa première apparition, même lorsqu'elle est

héréditaire ; c'est aussi à cet âge dit critique que les eaux de Royat sont ordonnées sans autres indications.

Nous pensons que le bien qu'elles en obtiennent est dû uniquement à l'action thérapeutique de ces eaux sur la délibilité générale qui accompagne si souvent l'élément goutteux erratique.

Nous avons dit que la goutte atteignait principalement les hommes, et surtout dans l'âge adulte. Or, une vie opulente, largement employée aux plaisirs des sens et aux jouissances de la table, paraît favoriser plus qu'aucune autre cause le développement de la goutte. Il faut y joindre les contentions d'esprit, une fatigue insolite du corps, une longue marche, les passions violentes, la colère, qui n'agit d'ailleurs qu'accidentellement.

Les vicissitudes atmosphériques font du printemps et de l'automne les saisons où les attaques sont le plus fréquentes. Les climats ont aussi sur la goutte une influence évidente, car on ne la rencontre guère que dans les régions tempérées du globe. D'après M. Charcot, elle serait inconnue au Brésil, en Afrique, et dans les contrées équatoriales. « Si elle frappe les Européens qui habitent les pays chauds, dit-il, comme les Anglais qui habitent aux Indes, c'est parce que ces personnes ont transporté dans ces pays les habitudes des contrées froides. » Nous pensons, avec Garrod, que, dans ces cas, la cause véritable réside plutôt dans la diathèse goutteuse transportée avec les habitudes.

En règle générale, et toute réserve faite de la prédisposition héréditaire ou innée, la cause de la goutte est une hygiène vicieuse qui a pour effet de surcharger l'organisme d'acide urique. Cette surcharge est aussi rapide et aussi forte que possible lorsque les deux conditions qui l'engendrent sont réalisées simultanément, c'est-à-dire lorsque l'excès de l'alimentation azotée coïncide avec certaines habitudes qui restreignent les combustions organiques. Aussi, l'absence d'exercices physiques, la vie sédentaire qui limitent l'activité de l'hématose, l'abus des liqueurs, du café, agents d'épargne qui restreignent les puissances digestives, sont les circonstances les plus propres à amener la surcharge urique.

Mais au nombre des causes existantes et occasionnelles de la goutte, il en est deux qui ont plus particulièrement appelé l'attention à cause de l'influence prépondérante qui leur a été supposée par quelques recherches particulières dont elles ont été l'objet : nous voulons parler de l'alcoolisme et de l'intoxication saturnine.

Remise en lumière par Garrod, en 1854, l'influence de l'intoxication saturnine sur le développement de la goutte a été depuis cette époque, tant en France qu'en Angleterre, l'objet de recherches laborieuses. Voici, du reste, quels sont les caractères résumés de la goutte saturnine.

« 1° Absence de prédisposition héréditaire ; genre de vie opposé à celui de la plupart des goutteux non saturnins ; 2° la goutte saturnine provient le plus souvent d'une intoxication lente, à petites doses ; 3° les attaques reviennent régulièrement tous les ans, au printemps ou à l'automne, quelquefois plus fréquemment ; 4° alternance des attaques avec les coliques de plomb ; 5° tendance des manifestations goutteuses à quitter le siége primitif du mal, à se généraliser ; 6° formation rapide, et en grande quantité, de dépôts tophacés ; 7° intensité considérable et graduellement croissante des manifestations ; 8° diminution rapide du nombre des globules rouges du sang ; 9° coexistence fréquente des altérations rénales : le rein affecté de néphrite interstitielle se comporte à peu près comme le foie atteint de cirrhose, et de même que dans cette dernière lésion l'état pathologique du foie présente des caractères en rapport avec la cause morbide, de même la lésion scléreuse des reins peut trahir sa source originelle dans l'intoxication saturnine, et peut-être aussi dans quelques cas de goutte, l'atrophie du rein est ordinairement moindre et les granulations plus régulières. » (Lancereaux.)

Quant à la manière dont le plomb agit, Garrod et M. le professeur Charcot pensent que c'est en déterminant une véritable paralysie du rein. « Ce serait donc en paralysant l'action, du moins en ce qui touche à l'élimination de l'acide urique, que le plomb favoriserait la manifestation de la goutte; mais cette maladie peut-elle éclater sous l'influence de cette seule cause? Oui, peut-être, et dans quelques cas très-exceptionnels; mais s'il existe des causes adjuvantes, les effets du plomb se manifesteront avec évidence. »

Ce passage montre également avec quelle réserve M. Charcot accepte, pour le plomb, le pouvoir de déterminer la goutte.

C'est donc à tort, et à la condition de forcer outre mesure l'interprétation de quelques faits très-exceptionnels, que l'on voudrait faire jouer à l'intoxication saturnine un rôle plus important que celui de cause existante, plus énergique peut-être que quelques autres, mais qui ne peut aller cependant jusqu'à produire la goutte véritable. L'influence des boissons, admise par la plupart des auteurs, est bien différente suivant qu'elles sont fermentées ou simplement alcooliques.

Garrod prétend même que de toutes les causes qui disposent à contracter la goutte, l'usage immodéré des boissons fermentées est la plus puissante, tandis qu'à elles seules les boissons distillées sont complétement ou à peu près impuissantes à engendrer la disposition goutteuse. En effet, sous l'influence de l'alcool, l'urate de soude et l'acide urique se déposent dans les points connus, les tissus fibreux, où la circulation est moins active, mais où l'alcool pénètre cependant avec facilité, grâce à son pouvoir diffusible, et où il précipite, pour ainsi dire, molécule à molécule, l'acide urique et les urates.

Cette explication de la manière dont agit l'alcool, que nous empruntons au docteur Rabuteau, nous paraît assez rationnelle, car il est à remarquer que dans les pays où l'alcoolisme est commun, en Suède notamment, la goutte y est, par contre, fort rare. Elle est presque inconnue aussi en Écosse et en Irlande, où l'on fait un usage presque exclusif de wisky, tandis qu'elle est très-fréquente en Angleterre, où l'on absorbe des quantités considérables de vins et de bières fortes. « J'ai pourtant vu, dit le docteur Potton, la goutte ne pas épargner des individus qui n'avaient jamais bu que de l'eau : un membre de ma famille, M. Pey..., ancien notaire, qui, par une étrange antipathie, n'a jamais pu approcher de ses lèvres un verre contenant du vin, n'est point exempt depuis nombre d'années de crises violentes, périodiques. Soumis à une hygiène bien entendue, il a supporté, il supporte la maladie sans la contrarier : grâce à cette prudente conduite, la goutte semble être devenue pour lui, suivant le proverbe, un brevet de longévité. » Chez les ouvriers la tempérance n'est pas toujours observée, et cependant, malgré des excès de toute espèce, ils sont rarement goutteux. Ce fait s'explique par la dépense considérable de forces que demandent leurs travaux pénibles.

Cette préférence de la podagre pour la classe riche lui valut le nom de *morbus dominorum*. Sydenham se consolait des tourments que lui causait la maladie en songeant

qu'il souffrait en bonne compagnie. Les goutteux du dix-
neuvième siècle se consolent moins facilement que l'illustre
médecin anglais. D'après Scudamore, c'est le vin qui de
toutes les liqueurs fermentées est la plus dangereuse ; après
lui viendrait le porter. Les Hollandais, dit-on, ne sont
devenus sujets à la goutte que quand ils ont fait usage du
vin. Cependant les variétés de vins ont des actions fort
diverses ; et ce fait n'a rien d'étonnant, si l'on songe à la
richesse différente en alcool des principaux vins de France.
En parlant de l'hygiène du goutteux, nous aurons occasion
de revenir sur ce sujet.

Les affections de l'appareil digestif ont également une
influence très-notable ; et toutes choses égales d'ailleurs
la goutte a plus de tendance à se produire quand les fonctions digestives s'accomplissent mal. M. le professeur Lassègue, dans les *Archives générales de médecine* de juil-
let 1867, a insisté sur ce fait que : « s'il est en dehors de
l'hérédité une cause déterminante de la goutte, c'est certainement dans le trouble des fonctions digestives qu'il faut
la chercher, parce que c'est là qu'on trouvera la raison de
la surabondance de l'acide urique dans l'économie. »

Telle est à peu près dans son ensemble l'étiologie de la
goutte. Elle forme un point capital de l'histoire de cette
affection. Nous verrons que c'est sur elle qu'il faut se fonder
souvent en grande partie pour établir la caractéristique de
la maladie, surtout dans les cas douteux.

Mais pour bien étudier la pathogénie de la goutte, il
est indispensable d'être fixé sur la nature chimique des
corps organiques dont nous avons souvent occasion de
parler. Ces corps sont l'urine, l'urée, l'acide urique et
l'urate de soude.

A l'état normal, l'urine est un liquide jaunâtre, limpide,

à réaction acide, d'une densité variant de 1015 à 1025. La quantité rendue en vingt-quatre heures varie de 12 à 15 hectogr., contenant 50 à 60 grammes environ de matériaux solides. Les substances contenues dans l'urine sont fort nombreuses, on en connaît environ cinquante. Elles s'y présentent en proportions susceptibles de varier sous des influences souvent fort légères, ainsi qu'on le verra plus loin.

Le régime, le genre de vie, la nourriture, la modifient considérablement. La composition moyenne de l'urine des gens sédentaires est fort différente de celle des gens vivant en plein air et faisant beaucoup d'exercice. Un individu qui rend 35 grammes d'urée par jour sous l'influence d'un régime exclusivement animal, peut n'en rendre que 20 avec un régime végétal et en suivant par exemple le traitement par les eaux carbo-lithinées.

Bientôt nous verrons l'importance pratique de ce résultat.

L'urine fraîche présente, avons-nous dit, une réaction acide; mais, abandonnée à elle-même pendant un certain temps, elle devient alcaline par la transformation de l'urée en carbonate d'ammoniaque, et sous l'influence d'une fermentation due au mercure que ce liquide renferme.

Dans l'état pathologique, cette transformation se fait quelquefois dans la vessie. L'urine évacuée est alors alcaline et présente une odeur ammoniacale. C'est à une fermentation du même genre qu'est due l'odeur désagréable, qu'exhale le coucher du malade lorsque l'urine imbibe les pièces de la literie. Au reste le carbonate d'ammoniaque ne diffère de l'urée que par deux atomes d'eau.

La formule de l'urée étant $Az^4C^4H^8O^2$, si vous ajoutez deux atomes d'eau, H^4O^2, vous avez $Az^4C^4H^{12} O^4$, c'est-à-dire la formule du carbonate d'ammoniaque.

Parmi les constituants de l'urine un des plus importants est l'urée, la plus riche des matières azotées connues. C'est une substance cristallisable, qui forme à elle seule la moitié des principes solides que contient l'urine.

Par le repos et une concentration suffisante du liquide qui la contient, elle cristallise en prismes aplatis, incolores, très-solubles dans l'eau. Sa composition est la même que celle du cyanate d'ammoniaque. Comme lui elle peut se transformer très-facilement en carbonate d'ammoniaque en absorbant quatre équivalents d'eau. C'est à cette transformation qu'est due l'odeur des urines en putréfaction.

On croyait autrefois que l'urée se forme dans les reins, mais nous savons maintenant que cet organe ne fait que l'extraire du sang, où elle existe dans la proportion de deux décigrammes environ par litre. Après l'extirpation des reins elle s'y accumule et produit divers accidents (stupeur, convulsions, etc.), dont l'ensemble constitue l'état pathologique nommé urémie, véritable empoisonnement du sang par l'urée.

Étant démontré que les reins ne fabriquent pas l'urée, qu'ils ne font que la séparer du sang, on a été conduit à se demander quel est le lieu de sa formation. Les expériences toutes récentes de Lyon semblent prouver qu'elle se forme dans le foie. Avant d'arriver à l'état d'urée, les composés azotés qui entrent dans la constitution des tissus passent par une série d'oxydations progressives.

Dans l'état actuel de nos connaissances, un des termes les plus importants de cette série est l'*acide urique*, substance journellement éliminée par les reins dans la proportion d'un gramme par jour environ, et que l'urine contient à l'état libre ou combinée avec diverses bases, telles que la potasse et la soude. En raison de leur peu de solubilité, les sels qu'il forme avec ces dernières troublent l'urine quand ils s'y trouvent en excès, et lui donnent cette opacité rougeâtre qu'on observe dans un grand nombre de maladies.

L'acide urique et les urates forment ces dépôts cristallisés qu'on rencontre dans les vases où l'urine a séjourné quelque temps, et la majorité des graviers des calculs et des tophus.

L'acide urique étant un produit de l'oxydation des principes azotés des tissus moins avancé, que l'urée, toutes les causes qui augmentent l'oxydation des matières azotées, telles, par exemple, que l'exercice musculaire qui a pour résultat d'activer l'absorption de l'oxygène, favorisent la production de l'urée. Toutes les causes qui ralentissent au contraire l'absorption de l'oxygène, telles qu'une vie sédentaire, le repos ou les affections dépressives physiques ou morales, diminuent les oxydations qui se font dans les tissus et favorisent la formation de l'acide urique.

Ce serait pour cette raison que les personnes qui suivent un régime très-animal et mènent une vie sédentaire, sont souvent atteintes de la goutte, de la gravelle ou de la pierre. Pour un motif analogue, les animaux libres rendus domestiques ont plus d'acide urique dans l'urine qu'à l'état sauvage.

L'acide urique, en se combinant avec les bases salifiables, forme des sels nommés urates. Le plus important est l'urate de soude. Ce sel, peu soluble dans l'eau et l'alcool, existe physiologiquement dans le sang et forme en grande partie les concrétions arthritiques nommées tophus.

On les trouve en outre composées de phosphate de chaux, de chlorure de sodium, d'eau et de tissu cellulaire, et en comparant entre elles plusieurs expériences rapportées par Garrod, nous avons trouvé que l'urate de soude entrait en moyenne pour 40 pour 100 dans la composition des dépôts tophacés, et la matière animale pour 25 pour 100.

On rencontre les concrétions arthritiques très-souvent ailleurs que sur les articulations ; par ordre de fréquence, on les trouve sur les tendons, le périoste, les bourses séreuses olécranienne et prérotulienne surtout ; dans le tissu cellulaire sous-cutané, et enfin dans l'épaisseur même de la peau.

Tous ces engorgements, d'abord mous et pâteux, durcissent lentement *goutte à goutte* et finissent par acquérir la solidité et l'apparence de la craie. Dans la goutte, l'altération générale est constituée, disons-nous, par la présence en excès de l'acide urique dans le sang, et c'est une bonne fortune, malheureusement trop rare en médecine, que de tenir enfin une entité morbide (*materia peccans*) à laquelle se rapportent presque tous les symptômes observés : aussi devons-nous poursuivre par tous les moyens que la science moderne met à notre disposition, l'origine et la formation chimico-physiologique de cette matière dans l'organisme.

Pour mettre en évidence l'acide urique dans le sang, on emploie le procédé Garrod connu sous le nom de procédé du fil. Quatre ou cinq grammes de sérum sont déposés dans un verre de montre ; on y ajoute quelques gouttes d'acide acétique et on y laisse tomber un fil : au bout de trente-six heures, l'examen microscopique fait constater sur le fil la présence de cristaux rhomboédriques qui sont des cristaux d'acide urique ; on obtient le même résultat avec la sérosité d'un vésicatoire.

Quand l'urée se produit en abondance, elle s'élimine, disons-nous, sous forme de concrétions tophacées : quand elle s'élimine par le rein, elle forme les calculs.

Cette alternance de la sécrétion calculeuse et de la production du tophus explique pourquoi la quantité d'acide urique rendue par le rein, diminue notablement au moment d'un accès de goutte articulaire avec concrétions tophacées pour se reproduire encore quand l'attaque est terminée. Plusieurs autres expérimentateurs ne pensent pas que l'acide urique puisse être éliminé par la sueur, même chez les goutteux, leurs recherches sur ce point leur ayant toujours donné des résultats négatifs.

M. Guéneau de Mussy rapporte toutefois qu'il a connu un goutteux dont les sueurs laissaient dans son lit un sédiment solide qu'on pouvait ramasser à la cuiller et qui contenait une grande quantité d'urate de soude. Un fait très-important à connaître, c'est que l'urate de soude est précipité par les bicarbonates alcalins et le précipité dissous si les alcalins sont en excès.

Le motif qui doit nous porter à croire que c'est bien au défaut d'élimination de l'excès d'acide urique formé qu'il faut attribuer les attaques de goutte, c'est que cette affection est surtout commune dans les pays froids et humides, là où la transpiration cutanée se fait ordinairement très-mal, tandis qu'on l'observe rarement dans les climats chauds, et qu'on la voit aussi se manifester plus souvent chez les goutteux qui, par une inaction habituelle, ne favorisent pas suffisamment la sécrétion de la peau, que chez ceux qui peuvent prendre de l'exercice.

Ce qui prouve en même temps que c'est bien l'acide urique qui est le principe actif de cette affection, c'est que c'est à la suite du travail inflammatoire si douloureux qui en caractérise les accès, qu'il reste souvent autour des articulations, et sur divers autres points du corps, ces concrétions goutteuses, ces tophus que nous venons d'étudier, et que nous avons vus formés d'urate de soude.

CHAPITRE III

Nous ne quitterons pas ce qui a trait à l'acide urique sans signaler l'analogie de production de cette substance dans la goutte et dans la gravelle. Les rapports entre ces deux affections se retrouvent non-seulement dans leurs effets, mais encore dans les causes, et dans les influences héréditaires.

Ne voit-on pas tous les jours des parents goutteux donner naissance à des enfants graveleux, et alternativement des parents graveleux donner le jour à des enfants qui deviennent goutteux? On voit même très-communément les mêmes individus affectés simultanément ou à des époques différentes de la goutte et de la gravelle.

On a toujours remarqué que ces deux affections ont une égale prédilection pour les gens riches, et cette observation vient encore à l'appui de la similitude que nous croyons exister entre ces deux états morbides, puisqu'il est bien reconnu maintenant qu'un régime trop nourrissant ou composé d'aliments trop azotés a une égale influence sur leur développement. On cite nombre de goutteux et de graveleux qui, se trouvant ruinés tout à coup par quelques revers de fortune, ou ayant eu le courage de se soumettre à un régime très-sévère dès le début de leur maladie, en ont été promptement débarrassés.

C'est ce qui a été parfaitement démontré pour la gravelle, et c'est aussi relativement à la goutte l'opinion de M. le docteur Roche. « Une seule cause, dit-il, produit la « goutte, et cette cause unique, c'est, selon moi, une « nourriture trop succulente.

« Elle a pour effet de gorger en quelque sorte tous les « tissus de matériaux nutritifs, et de leur en fournir « davantage que le travail de décomposition ne peut en « enlever. Deux voies d'excrétion, celle des urines et « celle de la transpiration cutanée, maintiennent cepen- « dant encore assez longtemps l'équilibre; mais tôt ou « tard il arrive que ces voies d'excrétion ne peuvent plus « suffire, ou bien l'une d'elles vient à être momentané- « ment et plus ou moins complétement interrompue par « une cause quelconque.

« Alors les matériaux nutritifs en excès qu'elle devait « conduire au dehors sont transportés sur les tissus fibreux « articulaires; ils en accroissent la nutrition, et de tissus « presque insensibles, en les douant en quelque sorte de « nouveaux degrés de vitalité, ils en font des tissus sen- « sibles, irritables, et disposés à s'enflammer sans cesse « spontanément, ou bien sous l'influence de quelque cause « déterminante. »

Cette opinion du docteur Roche, relativement à la sup- pression de la transpiration cutanée, est aujourd'hui encore indiquée par divers auteurs comme un des symptômes constants de l'attaque de goutte. « C'est aussi qu'un grand nombre de goutteux sont avertis de l'imminence de l'at- taque par un sentiment tout particulier de sécheresse de la peau, laquelle semble ne plus fonctionner. » (Constantin

James.) C'est pour ce motif que les sudorifiques occupent une si grande place parmi les médicaments proposés pour le traitement de la goutte.

Nous avons vu que, pendant les accès, l'acide urique se montrait très-abondant dans les urines ; son abondance est telle quelquefois qu'il ne peut être tenu en dissolution et qu'il reste suspendu dans l'urine, à laquelle il communique une apparence boueuse. Ce symptôme est très-important au point de vue diagnostique de l'arthritisme.

En résumé, l'altération de la sécrétion des urines et celle de la transpiration ont pour premier et principal effet de laisser dans la masse du sang différentes substances qui auraient dû en être expulsées pour conserver l'économie dans son état normal.

La peau joue donc le plus grand rôle parmi les organes dont la paresse contribue à la production de l'arthritisme. A cet égard, nous avons de fortes raisons pour croire que chez beaucoup de goutteux la peau manque d'énergie en quelques points de sa surface, car, s'il y a des régions où elle la conserve tout entière, il y en a d'autres, au contraire, où elle l'a perdue en plus ou moins grande partie.

Nous avons soigné à Royat un goutteux qui présentait précisément une hémiplégie sudorale extrêmement intéressante. Chez lui la transpiration était toujours très-abondante, mais la sueur n'était sécrétée que sur tout le côté gauche de la face et du front. Ayant interrogé le malade au point de vue de l'hérédité, nous n'avons trouvé aucune trace d'antécédents goutteux, d'où nous avons conclu qu'il y avait sans doute là un cas de goutte produite par la suppression de la transpiration cutanée.

Nous ne pouvons nous refuser à voir, d'après ces dispositions générales, que si des circonstances particulières

3.

apportent quelque obstacle à cette élimination, il doit en résulter des maladies graves ; la goutte en est une.

Or, il existe une circonstance digne de notre attention, c'est que les organes qui produisent les sécrétions acides sont généralement exposés plus que les autres à l'influence des modifications de l'économie animale. La peau reçoit immédiatement l'action de la chaleur, du froid, de l'humidité et de la sécheresse ; elle partage avec les voies aériennes l'inconvénient d'être en contact avec les vapeurs malfaisantes ; les vêtements, soit en modifiant sa température, soit en empêchant son contact avec l'air et la lumière, agissent d'une manière immédiate sur elle et influent nécessairement sur la sécrétion la plus importante du corps humain, de sorte que toutes les causes, même extérieures, qui rendent la transpiration moins acide, produisent la même modification sur les urines.

De tout ce qui précède, nous devons conclure qu'il faut chercher par tous les moyens à éliminer de l'économie l'acide urique en excès dans la masse du sang, et nous verrons bientôt, en parlant du traitement de l'arthritisme, quelles sont les substances assez puissantes pour dissoudre ce dangereux ennemi et l'éliminer du corps.

Au reste, les reins et les articulations ne sont pas seuls à souffrir de l'excès d'acide urique dans le sang. Il nous suffirait, en effet, de rappeler les intéressantes leçons cliniques de Charcot, sur les relations qui existent entre la diathèse urique et le diabète.

Avant lui cependant, Neuman, Stoch de Berlin, Royer et quelques autres, avaient signalé la relation entre la goutte, la gravelle et le diabète. M. Cl. Bernard avait même admis une forme de diabète qu'il appelait alternant et qui pouvait même, comme son nom l'indique, alterner avec des accès de goutte. Mais d'après le docteur Fernet, c'est surtout Marchal de Calvi qui a insisté pour établir une connexion intime entre ces deux maladies, et qui a démontré l'existence d'un *diabète goutteux*.

Les faits rapportés par cet auteur ne peuvent laisser aucun doute dans l'esprit sur la légitimité de l'interprétation qu'il leur a donnée. Charcot accepte l'opinion de Marchal; il a vu lui-même le diabète succéder à la goutte, et il en rapporte un exemple remarquable. Le même auteur cite plusieurs faits qui établissent d'une manière très-nette les rapports en question, non plus chez le même sujet, mais chez plusieurs composant une même famille.

On a remarqué depuis longtemps déjà que la goutte et le diabète confirmés coexistaient rarement chez le même individu. Mais on les voit assez souvent se succéder l'un à l'autre. D'ordinaire le diabète succède à la goutte, et il est rare qu'une fois établi, il disparaisse pour faire place à de nouveaux accidents goutteux.

Il semble en quelque sorte que le diabète ait plus de fixité que la goutte. Il faut noter aussi que les conditions qui amènent le diabète présentent plus d'un rapport avec celles qui amènent l'uricémie. Dans un cas comme dans l'autre, il s'agit, ainsi que nous l'avons établi, d'une combustion incomplète des matériaux de la nutrition.

Il y aurait, on le voit, un parallèle intéressant à tracer entre le diabète et la diathèse urique. Quant à l'albuminurie, l'existence des lésions rénales, que nous avons indiquées comme effets de la diathèse urique, rend facilement compte de l'affection albuminurique qu'on rencontre fréquemment chez les goutteux; et dans ces cas le passage de l'albumine dans les urines, qui est directement lié à l'altération des reins, peut être aussi considéré comme un effet indirect de l'uricémie.

Existe-t-il en dehors de cette première forme une albuminurie qui coïncide avec la présence d'un excès d'acide urique dans le sang, sans lésions rénales antécédentes? Cela paraît probable; et, si l'on observe que l'uricémie se rattache à une combustion incomplète des matières albuminoïdes dans l'économie, on pourra concevoir que ce trouble nutritif, à un degré plus élevé encore, puisse donner lieu à l'albuminurie par défaut complet de combustion des matériaux azotés.

C'est là, hâtons-nous de le dire, une visée purement théorique; car nous ne pensons pas qu'on ait démontré jusqu'ici l'existence de l'albuminurie dans la diathèse urique sans lésions rénales. Quoi qu'il en soit, la coexistence fréquente de l'albuminurie dans la diathèse urique reste un fait acquis; mais le rapport de subordination entre ces deux états ne peut être démontré que quand existent les altérations du rein signalées plus haut. Hors de cette condition, l'albuminurie et la diathèse urique peuvent dériver de conditions analogues, mais la seconde ne saurait être considérée comme une cause de la première.

On a signalé la bénignité relative de l'albuminurie chez les goutteux. Bien que les altérations du parenchyme rénal qui coïncident avec les dépôts d'urate de soude ne diffèrent pas de celles qu'on rencontre dans la maladie de Bright ordinaire, les symptômes propres à cette albuminurie goutteuse sont remarquables par le faible degré d'intensité qu'ils présentent.

Autant le diagnostic de la goutte est facile lorsqu'elle est régulière et qu'elle revêt la forme d'une fluxion aiguë limitée aux petites articulations, autant il offre d'obscurite et de difficultés parfois insurmontables lorsqu'elle suit cette marche irrégulière anormale que nous avons indiquée, et qu'elle se dissimule sous le masque des affections les plus diverses.

La nature des phénomènes morbides sera d'un grand poids dans la décision du médecin ; nous avons vu, en effet, que les affections goutteuses se présentent surtout avec un caractère nerveux très-accusé. Les névralgies jouent ici le principal rôle. Le siége du mal sera pris en considération ; rappelons-nous seulement que le poumon, le rein, l'esto-mac et l'intestin sont les plus exposés aux atteintes de la goutte.

Enfin les manifestations morbides qui constituent la goutte viscérale seront encore reconnues à l'insuffisance du traitement qu'on dirige d'ordinaire contre ces mémes maladies lorsqu'elles ne dépendent pas de la diathèse.

Quand une maladie du genre de celle que nous venons d'étudier se déclare chez un homme franchement gout-teux, alternant avec les accès de podagre, présentant des caractères de soudaineté et de bizarrerie dans la marche, occupant l'un des organes que nous avons indiqués et y déterminant des troubles que nous connaissons, le diagnostic n'offre que peu de difficultés.

Mais il est des cas bien plus épineux. La goutte peut se déterminer primitivement sur un viscère avant de se fixer aux articulations. Comme nous l'avons dit, l'embarras peut être alors très-grand, et les signes habituels de la diathése goutteuse seront d'une grande valeur.

L'hérédité, les habitudes, le genre de vie, l'âge, le sexe du malade, devront être notés avec soin. Ces renseignements et la marche particulière de l'affection, ainsi que la résistance aux moyens de traitement ordinaires, pourront mettre le médecin sur la voie et lui faire soupçonner la nature du mal.

Enfin le rhumatisme peut avoir, lui aussi, des manifestations qu'il serait possible de confondre avec celles de la goutte. Ces deux maladies ont des ressemblances parfois frappantes.

Holl prétend même que la goutte et le rhumatisme sont seulement des variétés de la même maladie, et bien des médecins disent qu'elles sont réciproquement susceptibles d'être converties l'une dans l'autre.

Cependant il est impossible de ne pas s'arrêter aux différences qui résultent de la préférence de la goutte pour les petites articulations du pied ; du gonflement articulaire plus considérable dans cette maladie que dans le rhumatisme ; des tophus et des déformations caractéristiques qui manquent dans cette dernière affection, ainsi que la diathèse urique et la gravelle à laquelle ils se rattachent ; de la coïncidence de l'inflammation aiguë des tissus du cœur, beaucoup moins fréquente dans la goutte que dans le rhumatisme ; des causes essentielles, enfin, qui sont très-distinctes, puisque l'influence du froid, si active dans la production du rhumatisme, le cède, pour celle de la goutte, à l'hérédité et au genre de vie.

La douleur du rhumatisme ne paraît pas non plus avoir le même caractère que celle de la goutte ; car les goutteux qui sont en même temps sujets aux rhumatismes savent très-bien dire quand ils souffrent de leur goutte ou de leur rhumatisme, et, quand ils commencent à souffrir, si c'est une attaque de goutte qu'ils vont avoir, ou s'ils n'auront que quelques douleurs rhumatismales. Lorsqu'on est débarrassé d'un rhumatisme, on peut être fort longtemps sans le voir reparaître ; on peut même ne plus jamais le ressentir, et s'il reparaît, ce n'est qu'à des intervalles très-irréguliers, et toujours parce que l'on s'est exposé de nouveau à la cause qui l'avait produit la première fois, c'est-à-dire à quelque refroidissement, à un courant d'air froid, par exemple, en un mot à la suppression de la transpiration.

La goutte, au contraire, reparaît presque toujours certainement à des intervalles plus ou moins longs, souvent sans qu'on se soit exposé à aucune intempérie, et sans autre cause appréciable qu'une alimentation trop abondante, trop substantielle ou trop excitante ; ensuite les retours des attaques, qui ont fréquemment lieu plusieurs fois dans l'année, se montrent ordinairement à certaines époques, presque toujours les mêmes.

Il est commun d'observer des pères rhumatisants ne pas léguer de rhumatismes à leurs enfants, et aussi des rhumatisants dont les pères avaient été préservés de cette affection pendant leur vie entière. *Il y a plus de rhumatismes acquis que de rhumatismes héréditaires.*

On voit combien toutes ces conditions diffèrent, dans leur ensemble, de celles qui président à l'établissement de la goutte. Pour la goutte, causes diathésiques, longuement prédisposantes, préparant lentement l'organisme à l'éclosion du mal ; et causes occasionnelles rares, variables, essentiellement individuelles.

Pour le rhumatisme, le long travail des causes antécédentes fait le plus souvent défaut ; les causes occasionnelles semblent presque toutes-puissantes. Mais si ces dernières pouvaient être évitées, le rhumatisme, manquant de sa principale raison d'être, ferait défaut, et l'état de santé ne serait pas troublé. Quand, au contraire, la diathèse goutteuse existe, la goutte doit presque suivre nécessairement.

Cette séparation profonde entre l'étiologie de la goutte et celle du rhumatisme est un fait capital dans l'histoire de ces deux maladies.

Cependant, plus que la goutte, le rhumatisme est changeant, et qui donc se chargera jamais, lisions-nous dans la *Gazette des hôpitaux* du 27 novembre 1875, qui donc se chargera d'écrire l'histoire des jeux et des caprices du rhumatisme, la plus fantasque, la plus changeante des affections? Voici, entre mille exemples que l'on pourrait citer, un fait tout récent que M. le professeur Lasègue signalait à l'attention de ses élèves dans une de ses dernières conférences, et qui montre bien la mobilité du rhumatisme :

« Un jeune homme d'une vingtaine d'années avait contracté, il y a trois ans, sous l'influence d'un refroidissement, un rhumatisme dont il fut guéri au bout de deux mois, mais guéri comme on l'est en général du rhumatisme, c'est-à-dire pour un certain temps. Ce n'était, en effet, qu'un premier accès, qui fut suivi, depuis, de plusieurs autres.

« Il y a trois semaines environ, il a été repris de son rhumatisme, devenu désormais sa chose, son tempérament, sa manière d'être pathologique. Après quelques alternatives d'améliorations et de reprises, fatigué de n'en pas voir venir le terme, il se décida à entrer à l'hôpital.

« Au moment de son entrée il était anémique, quasi exsangue, et souffrait de douleurs dans les cuisses, s'exaspérant à la plus légère pression. Le cœur commençait à être touché; il était le siége d'une lésion rhumatismale encore toute récente et à peine ébauchée; enfin le malade éprouvait quelque peine à uriner, et son urine était légèrement teintée de sang; il y avait un léger degré d'hématurie. Le malade était à peine depuis deux jours à l'hôpital lorsque l'on s'aperçut, un beau matin, qu'il était complétement paraplégique. Ses membres inférieurs avaient presque subitement perdu toute contractilité, ils retombaient comme une masse inerte sitôt qu'après les avoir soulevés on les livrait à eux-mêmes.

« En même temps qu'était survenue cette paraplégie, les douleurs des membres avaient cessé. Enfin, au bout de quelques jours, les symptômes de paraplégie se dissipent à leur tour, mais le malade accuse aussitôt des douleurs dans les pieds. Ce sont les articulations tibio-tarsiennes qui sont, pour le moment, le siége de la maladie. »

Ainsi, voilà un malade qui, quoique jeune encore, a eu plusieurs atteintes de rhumatisme, dont nous ignorons les formes et les localisations, mais qui a dû en avoir très-probablement de diversés, à en juger par l'atteinte légère qui a déjà envahi le cœur. Il arrive à l'hôpital avec des douleurs dans les muscles des cuisses et un léger degré d'hématurie, dont il y aurait lieu, peut-être, de rechercher la liaison possible avec le rhumatisme. Ces douleurs cessent tout à coup pour faire place à une paraplégie, accusant manifestement un transport ou une communication de la fluxion rhumatismale aux enveloppes de la moelle, laquelle se dissipe à son tour pour être remplacée par des douleurs dans les articulations des pieds.

Mais, en résumé, quelles que soient les différences qui existent entre les symptômes et les causes du rhumatisme et de la goutte, le traitement thermal est presque le même pour l'une et l'autre affection ; et, nous ne craignons pas de le répéter, les résultats obtenus sont toujours satisfaisants pour le malade.

CHAPITRE IV

Traitement suivi à Royat pour combattre l'arthritisme localisé et géné-
ralisé. — Bons effets des alcalins : la soude, la potasse, la lithine. —
Rôle de l'acide carbonique et du fer dans les eaux de Royat. — Les
nouvelles sources minérales. — Mode d'action des eaux.

La goutte étant une maladie héréditaire, primitivement
chronique malgré ses manifestations aiguës, mais quelquefois aussi une maladie acquise, tantôt par des refroidissements ou des écarts de régime, tantôt par d'autres causes,
il en résulte que l'hygiène et le régime doivent jouer un
grand rôle dans son traitement.

C'est pour ces divers motifs que nous nous étendrons un
peu plus longuement en traitant ce sujet, car nous ne
sommes plus au temps où l'on combattait la goutte par ces
deux mots : *patience* et *flanelle*. Quant au traitement pro-
prement dit, on comprend que le seul efficace et sérieux est
celui qui découle de l'étude même d'une diathèse caractérisée, nous l'avons vu, par un excès d'acide urique dans
l'économie.

Pour combattre les effets de cette diathèse, il faut dissoudre les dépôts articulaires quand ils existent et empê-
cher ensuite ces dépôts de se reformer dans les tissus. Les
médicaments alcalins paraissent répondre à ces deux indications principales.

Sous le nom d'alcalins on comprend : 1º les alcalis (soude,
potasse, lithine) et leurs carbonates ; 2º les sels organiques
(citrate, tartrate) à base alcaline ; 3º les phosphates de
soude et d'ammoniaque.

Mais la condition essentielle d'administration des alcalins est de les donner dissous dans une grande quantité d'eau, car les fluides digestifs contiennent à peu près 90 pour 100 d'eau ; et toutes les substances dissoutes sont absorbées directement sans travail préalable du tube digestif.

Cependant les sels qui résultent de la combinaison de la soude et de la potasse avec des acides n'ont pas tous les mêmes effets physiologiques et thérapeutiques. Les sels de soude paraissent avoir sur le sang une action fluidifiante plus prononcée que les sels de potasse.

D'un autre côté, d'après Gigot-Suard, ces derniers ont des effets diurétiques plus accentués que les sels de soude dont l'action s'exerce plutôt sur le foie que sur les reins. Garrod a signalé aussi une autre différence entre ces alcalins ; il s'agit du pouvoir qu'ils possèdent de maintenir l'acide urique dissous.

L'action dissolvante de la lithine sur l'acide urique est en effet bien plus énergique que celle de la soude et de la potasse ; car si l'on plonge de petits fragments de cartilage incrustés de concrétions articulaires, c'est-à-dire d'urate de soude, les uns dans une solution de carbonate de soude et de potasse, les autres dans une solution de carbonate de lithine, on trouve qu'au bout d'un certain temps les seconds sont dépouillés du produit pathologique, tandis que les premiers n'ont subi aucune modification appréciable.

Garrod utilisa cette propriété du carbonate de lithine dans des cas de diathèse urique compliquée de gravelle, et les résultats qu'il obtint furent toujours satisfaisants. Au reste, le carbonate de lithine paraît être un puissant diurétique, car une seule bouteille d'eau de lithine prise au moment de se mettre au lit oblige le malade à se tenir debout une bonne partie de la nuit.

Il est en même temps un alcalisant très-énergique, car les urines deviennent alcalines après l'injection de trente centigrammes de carbonate de lithine dissous dans l'eau gazeuse.

Le carbonate de lithine prévient la formation de dépôts et de graviers d'acide urique pendant un laps de temps indéfini ; aussi aujourd'hui en conseille-t-on l'administration dans la goutte même pour prévenir les accès, d'autant plus que son usage prolongé ne paraît offrir aucun inconvénient, et M. Charcot a pu le donner sans effets fâcheux jusqu'à la dose de trente et quarante centigrammes dans les vingt-quatre heures. Cependant, lorsque ces doses élevées sont soutenues pendant plusieurs jours, on ne tarde pas à voir survenir des symptômes de dyspepsie cardialgique qui obligent à suspendre le médicament.

Mais ces inconvénients n'auront pas lieu si, d'après le conseil de Garrod, on administre les sels de lithine étendus dans beaucoup de liquide, surtout dans l'eau gazeuse. On a donné, avons-nous dit, le carbonate de lithine ; on peut employer aussi le citrate de lithine qui est très-soluble dans l'eau et n'est nullement désagréable au goût.

Dernièrement on a conseillé le benzoate de lithine, et il paraîtrait que ce médicament a donné de bons résultats au bout d'un temps relativement assez court.

On a attribué à tort une action spéciale à l'acide benzoïque et au benzoate de soude sur l'acide urique. Introduits dans la circulation, ils produisent seulement une excitation plus ou moins marquée de la sécrétion urinaire.

Alexandre Ure, dans son remarquable travail sur la lithine, a découvert qu'ils se transformaient en hippurates, mais que les proportions d'urée et d'acide urique ne diminuaient pas pour cela ; et M. Bouchardat est également d'avis que la métamorphose de l'acide benzoïque ne s'opère pas nécessairement aux dépens de l'acide urique.

En résumé, les alcalins, surtout la lithine, la potasse et le silicate de soude, administrés longtemps à petites doses et très-dilués, car l'action de l'eau est aussi très-efficace, ont une action remarquable sur la diathèse arthritique. Ils éloignent les attaques de goutte, et, dissolvant quelquefois les tophus, ils donnent aux jointures plus de mobilité.

Ils entretiennent aussi les fonctions digestives, calment les accès de goutte, et améliorent toujours la constitution arthritique. Les sels de lithine sont incontestablement très-peu toxiques. On peut sans accident en injecter de 2 à 3 grammes dans les veines d'un chien. Garrod a le premier, en 1852, employé la lithine contre la goutte, et ses résultats furent satisfaisants. Le docteur Stricker a guéri au moyen de 0,10 centigrammes de carbonate de lithine administrés pendant quinze jours une femme de soixante-douze ans qui portait des concrétions, dont les eaux de Wiesbaden n'avaient pu la débarrasser. Voici quelle était la formule employée : eau gazeuse 500 grammes, bicarbonate de soude 0,25 centigrammes, carbonate de lithine 0,10 centigrammes.

Nous verrons bientôt, en parlant des eaux de Royat, qu'on ne doit cependant point songer à comparer les effets d'une eau artificielle avec l'eau minérale naturelle thermale.

M. Ditterich, professeur à l'université de Munich, dit aussi, en publiant le résultat de sa longue pratique, que le rhumatisme goutteux et la gravelle peuvent être guéris rapidement par la lithine, mais que cette substance attaquerait plus lentement les concrétions articulaires. En publiant son observation, l'éminent médecin n'avait évidemment pas attendu les effets produits par le remède continué longtemps et avec persévérance. Pour lui, l'emploi de la lithine est formellement contre-indiqué dans la goutte aiguë. La lithine à l'état de base, c'est-à-dire étendue d'eau, n'est usitée que lorsqu'on veut en prescrire de très-petites quantités, pour remédier, par exemple, à l'acidité de la digestion.

Pour les effets généraux, on emploie les sels et surtout le carbonate de lithine. A l'état sec, il produit sur la langue une sensation de brûlure; étendu d'eau, il ne donne lieu qu'à une saveur salée, mais il est peu soluble dans ce liquide; qui n'en retient que 12 parties pour 1000. Heureusement l'eau chargée d'acide carbonique en dissout beaucoup plus, 48 pour 1000 environ; aussi a-t-on cherché à fabriquer des eaux gazeuses au tartrate et au citrate de lithine qui se transforment rapidement en bicarbonates et agissent plus sûrement.

D'après M. le docteur Wagner de Baden, les sels de lithine doivent être employés dans la goutte, même pendant les accès, à cause de leur action sur la diurèse. « Ces sels, dit-il, diminuent la douleur, enlèvent au sang l'excès d'acide urique, et empêchent la formation d'autres dépôts. De plus, ils semblent améliorer la constitution. » Il ajoute, et il insiste sur ce fait, que la lithine possède des effets et des propriétés thérapeutiques à un degré bien supérieur aux autres préparations de potasse, de soude, de chaux ou de magnésie.

MM. Garrod en Angleterre, Ruef en Allemagne, Diétrich en Autriche, Réveil, Moutard, Martin, Charcot, Guénaud de Mussy en France, qui ont approfondi la question, sont unanimes à conclure que la lithine réalise un progrès thérapeutique réel, puisqu'elle permet la dissolution et l'élimination des urates alcalins du sang, c'est-à-dire de la diathèse urique et de ses manifestations.

Les substances alcalines que nous avons mentionnées se rencontrent, avons-nous dit, en proportions diverses dans les eaux minérales naturelles, et c'est en grande partie à la présence de ces principes que celles-ci doivent leurs propriétés.

Depuis ces dernières années, de nombreux travaux ont été faits sur les eaux minérales dans le but de rechercher si nous ne possédions pas en France des stations thermales valant mieux que celles de l'Allemagne ou au moins pouvant les remplacer. Ces recherches ont été couronnées de succès : M. Gubler a enseigné à l'École de médecine que la France est la plus riche contrée en stations thermales, et les eaux d'Auvergne avaient certainement bien leur grande part dans cette appréciation de l'illustre professeur, tant à cause de leur nombre que de leurs variétés. Mais l'action des eaux minérales n'étant pas celle de tel ou tel de leurs constituants pris isolément, on ne peut baser sa préférence que sur l'action physiologique et thérapeutique connue de chacune d'elles.

Or, comme l'a dit le docteur C. Petit, « c'est surtout aux médecins qui sont plus particulièrement appelés par leur position à étudier l'action des eaux minérales, et c'est même alors un devoir pour eux, d'en faire connaître consciencieusement les propriétés à leurs confrères, de préciser autant que possible les cas dans lesquels elles peuvent être employées avec le plus d'avantages, le degré d'efficacité qu'il est permis d'en espérer dans chacun d'eux, et les conditions qui doivent quelquefois en contre-indiquer l'emploi ».

Seulement doivent-ils se borner toujours et uniquement à constater les résultats favorables ou non de leur action sur les malades, en rapportant des séries entières de malades observés? Ne peuvent-ils pas donner la raison essentielle de cette action, et arriver ainsi à des données plus précises sur les résultats que l'on en peut attendre dans certains cas? C'est pour ces divers motifs que nous avons si longuement insisté sur la pathogénie de l'arthritisme et sur l'action spéciale du traitement alcalin.

Jusqu'à ce jour, les diverses eaux employées contre la goutte étaient : 1° les eaux minérales fortes à base sodique, calcique ou magnésienne; 2° les eaux ferrugineuses, destinées surtout à combattre l'anémie qui succède aux attaques de goutte ; 3° certaines eaux sulfureuses.

Nous ne nous occuperons que des premières, car l'application que William et Barthez lui-même firent des eaux sulfureuses d'Aix-la-Chapelle, soit en bains, soit à l'intérieur contre les tophus, n'a jamais fait pour eux la base du traitement de la diathèse. En présence des résultats brillants que Ch. Petit prétendit avoir obtenus à Vichy par l'administration de ses eaux aux goutteux, et de l'opposition que lui fit M. Prunelle, l'Académie de médecine nomma une commission chargée d'apprécier la valeur thérapeutique à ce point de vue des eaux de Vichy. Patissier en fut le rapporteur. C'est de cette époque que date la renommée incontestée des eaux alcalines dans le traitement de la goutte.

Cependant si les eaux bicarbonatées sodiques fortes paraissent avantageuses chez certains malades, elles ne sont guère utiles dans la goutte et le rhumatisme que lorsqu'il y a pléthore générale ou complication d'une affection du foie. Leur action est due uniquement au bicarbonate de soude, qui est rapidement absorbé et pénètre dans le sang dont il augmente l'alcalinité; aussi, leur usage détermine-t-il bientôt, quoi qu'on en ait dit, une sorte de dissolution du sang, caractérisée chez les malades par un état d'anémie et de faiblesse souvent très-manifeste.

Dans leur *Traité de thérapeutique,* Trousseau et Pidoux ont insisté sur les effets fâcheux qui résultent de l'abus des eaux alcalines fortes de Vichy et de Carlsbad. Elles ne doivent donc être employées que lorsqu'il est nécessaire de combattre certains troubles de la digestion, notamment ceux qui paraissent se rattacher à une suractivité de l'appareil glandulaire du tube digestif, à plus forte raison si le foie et la vésicule biliaire sont en jeu : c'est là du moins l'opinion de M. Gigot-Suard.

Mais nous avons établi précédemment que la lithine permettait l'élimination des urates. De même donc que la quinine guérit la fièvre, le mercure la syphilis, l'arsenic la scrofule, de même la lithine s'adresserait à l'arthritisme, et nous allons voir que cette substance se rencontre abondamment dans nos eaux minérales où elle est unie à certains principes médicamenteux qui en font un agent thérapeutique de premier ordre.

Isolée pour la première fois par Berzélius, dans les eaux de Carlsbad, la lithine fut signalée plus tard successivement dans plusieurs stations allemandes, à Kissingen, Ems, Kreuznach, Marienbad, Wiesbaden, Franzanbad, Klausen, Pyrmont, Petesthal et Baden-Baden.

Dans les eaux minérales de France, disait-on, elle est rare, Martigny-les-Bains, Contrexéville, Vichy et Vals étant à peu près les seules eaux qui en renferment, mais à des doses minimes. Cependant, en 1874, par l'application du spectroscope, M. Truchot découvrit la lithine dans les terres de la Limagne et dans les eaux minérales d'Auvergne, et il put démontrer que cette nouvelle substance thérapeutique s'y trouve en quantités relativement considérables.

Malgré quelques légères imperfections attachées à ce procédé, et déjà signalées par M. Garrigou au professeur de Clermont, les dosages ainsi obtenus sont exacts à quelques milligrammes près, et l'étude comparative de la richesse en lithine des eaux de l'Auvergne assigne à Royat le premier rang.

Ainsi donc, comme l'ont fait observer MM. Gubler et Labat, « c'est effectivement en Auvergne que se trouvent des eaux analogues à celles d'Allemagne. L'infériorité des stations de l'Auvergne, comparées à celles de la Bohême, tient uniquement à leur installation insuffisante. » (Verjon, *Annales de la Société d'hydrologie*, 1876.) Voici, en effet, les doses de lithine indiquées dans le mémoire de M. Truchot. La grande source à Royat contient 35 milligrammes de lithine; Châteauneuf, 35; Châtel-Guyon, 28; Saint-Nectaire, 22; la Bourboule, 18; le Mont-Dore, 8.

L'importance de cette découverte fut signalée aussitôt par deux mémoires qui parurent presque à la même époque, et publiés l'un par le docteur Boucaumont, l'autre par MM. Truchot et Fredet. On comprendra donc pourquoi cette découverte, coïncidant avec l'époque où plus que jamais il était question de la spécificité d'action de la lithine sur les urates, a autant intéressé le monde médical.

Les succès constants du traitement thermal de Royat dans l'arthritisme étaient attribués aux carbonates de soude et de potasse qui entrent dans la composition des eaux. Cette opinion se modifie aujourd'hui devant la valeur thérapeutique de la lithine.

Tous les expérimentateurs recommandent d'administrer ce sel à l'état de carbonate; or, dans nos sources, la lithine se trouve à l'état de chlorure de lithium, uni à une grande quantité d'acide carbonique et à d'autres principes minéralisateurs d'une très-grande importance, chlorure de sodium, carbonate de chaux, de fer et de manganèse, tous reconstituants très-énergiques et bien capables de contre-balancer l'action altérante des alcalins.

L'acide carbonique transforme en carbonate le chlorure de lithine, et n'a pas seulement pour utilité de maintenir en dissolution les 6 grammes de principes solides contenus dans les eaux de Royat. Il rend ces dernières agréables au goût, corrige les saveurs particulières à chacun des sels dissous, et enfin aide à leur parfaite digestion. On sait, en effet, qu'il est possible de rendre faciles à digérer les eaux les plus lourdes en les chargeant d'acide carbonique. Ainsi l'eau de mer rendue gazeuse perd son goût primitif détestable, et par ses effets peut prendre rang parmi les médicaments usuels, puisqu'une bouteille purge aussi bien qu'un flacon d'eau de Sedlitz à 30 grammes. Le carbonate de fer, naturellement insoluble dans l'eau, y est lui-même tenu en dissolution par l'acide carbonique, et sa saveur atramentaire masquée par la saveur aigrelette du gaz.

« L'acide carbonique, dit M. Wurtz, est évidemment le dissolvant du fer spathique que ces eaux rencontrent, et dont elles se chargent dans le sein de la terre. L'élévation de la température, en chassant une portion de l'acide carbonique, diminue l'action dissolvante de ces eaux. Exposées à l'air, elles ne tardent pas à perdre la plus grande partie de leur acide carbonique. De là, un dépôt de carbonates ferreux qui, en absorbant de l'oxygène, perd lui-même de l'acide carbonique et finit par se transformer en hydrate ferrique brun. »

Tels sont la nature et le mode de formation de ces dépôts ocreux que l'on remarque autour du point d'émergence des sources ferrugineuses, et qui forment quelquefois de véritables boues dans les bassins où les eaux séjournent.

C'est dans ces boues, où se rencontrent certains matériaux que les eaux ne renferment qu'en très-petite quantité, qu'a été découvert primitivement l'arsenic, contenu du reste en petite quantité dans la plupart des eaux ferrugineuses.

Ces dépôts ferrugineux sont très-abondants autour des sources de Royat, et leur coloration varie avec chacune d'entre elles. En général, plus la température de l'eau est basse, plus l'eau conserve d'acide carbonique dissous; il est à remarquer que certains malades, surtout ceux qui sont affaiblis par la chronicité de la diathèse, supportent facilement les eaux froides que les estomacs dyspeptiques refusent quelquefois d'accepter.

Les eaux de Royat présentent du reste dans leur emploi médical des différences bien plus importantes qu'on ne pourrait le croire d'après l'analyse chimique. C'est pour cela qu'il faut, pendant tout le cours du traitement, tenir compte de la susceptibilité des organes et de la mobilité nerveuse du malade, car, a dit M. Gubler, les changements de l'atmosphère, la température, le degré d'humidité, l'état électrique de l'air, sont des causes influentes très-importantes qu'il n'est jamais permis de négliger pendant la cure thermale.

Le médecin peut disposer à Royat de cinq sources très-différentes entre elles, tant au point de vue thérapeutique qu'au point de vue chimique. En voici les noms :

1° La Grande Source, ou source Eugénie, température 35 degrés, fournit par jour près de quinze cent mille litres d'eau ; le captage du Griffon n'a été fait qu'en 1852, et a donné, comme on le voit, des résultats extraordinaires au point de vue de la quantité.

Cette source est à bon droit réputée une des plus belles et des plus abondantes de France. Elle bouillonne sous un élégant pavillon, dans un vaste bassin, autour duquel malades et curieux se réunissent pour boire l'eau, ou la contempler dans ses bonds capricieux et incessants. De là elle se rend dans d'immenses réservoirs qui alimentent la grande piscine et les nombreuses baignoires de l'établissement. Les bains sont donnés à la température naissante, 35 degrés, ce qui n'est pas un mince avantage quand on songe aux difficultés qu'ont certains établissements pour chauffer ou refroidir leurs eaux minérales.

Le débit considérable de la source permet d'administrer les bains à l'eau courante : c'est-à-dire que l'eau coule sans interruption, de telle sorte que les principes médicaux minéralisateurs se renouvellent sans cesse pendant la durée du bain.

2° La source César, température 29 degrés, est très chargée en acide carbonique. Cette source alimente un petit établissement où le névrosisme sous toutes ses formes est heureusement combattu. L'eau de César offre les avantages d'une eau de table exquise, contenant des principes thérapeutiques de premier ordre.

3° La source Romaine ou du pré Saint-Mart prend naissance sous le grand établissement. Elle est peu employée à cause de la déperdition du gaz qui se fait dans son parcours jusqu'au pré Saint-Mart.

4° La source Saint-Mart ou du Baiser alimentait autrefois un petit établissement appelé Bain des pauvres, dévasté en 1835 par le ruisseau Scatéon, qu'une trombe d'eau avait subitement transformé en torrent impétueux. En 1875, des fouilles importantes ont permis de retrouver quelques-uns des griffons de la source.

L'eau est à 30 degrés. Le puits principal est situé à la base d'une haute montagne nommée Chateix. Trois sources de température différente ont été captées séparément dans le même puits par les soins de M. Lordereau, ingénieur habile, chargé de diriger les travaux de résurrection de la source. Si l'on plonge la main dans cette eau, elle s'y couvre, comme à César, et en quelques secondes, d'un voile de petites perles transparentes qui indiquent sa richesse en acide carbonique.

5° La source Saint-Victor, nouvellement mise au jour, a son griffon dans un sous-sol de construction romaine. Le puits se trouve dans une pièce rectangulaire large de dix mètres, longue de quinze. La voûte de cette curieuse chambre présente une épaisseur de plus d'un mètre, est absolument plate, et paraît se prolonger sur une étendue d'environ quatre-vingts mètres. Quant aux murs de support, ils sont formés de pierres octogones symétriquement rangées en mosaïques.

Les travaux de déblais, commencés en 1875, permettent de supposer qu'il y avait là un édifice considérable, le plus important débris, peut-être, des thermes romains de Royat. La partie supérieure est plantée de vignes fertiles entourées de cerisiers nains qui, au printemps, présentent de très-agréables bouquets de fleurs, et, en été, réjouissent par l'éclat du contraste vert des feuilles et la vive rougeur des fruits.

L'eau est à 20 degrés. Voici l'analyse qu'en a faite M. Truchet. Il a dosé dans un litre : azote, $6^c,6$; acide carbonique libre, $1^g,492$; acide carbonique des bicarbonates, 1,751 ; soude, 1,314 ; potasse, 0,108 ; lithine, 0,012 ; chaux, 0,393 ; magnésie, 0,202 ; peroxyde de fer, 0,028 ; peroxyde de manganèse, traces ; chlore, 1,00 ; brome et iode, traces; acide sulfurique, 0,093; acide phosphorique, traces; acide arsénique, traces; silice, 0,095; poids des combinaisons anhydres, les carbonates étant à l'état de carbonates neutres, 3^g,970.

L'eau de la source Saint-Victor suit une conduite souterraine qui l'amène dans le parc Touraud, où elle dépose, en s'écoulant sur le sol, une quantité notable d'oxyde de fer, d'une couleur rouge plus vive que celle des autres sources. De plus, elle présente un phénomène d'intermittence remarquable, dû à l'accumulation de l'acide carbonique au griffon de la source. Elle bouillonne, en effet, toutes les dix minutes, et entraîne chaque fois une grande quantité de matière conservoïde, filandreuse et verdâtre, pareille à celle des eaux de Néris et de la source de l'Hôpital, à Vichy.

L'analyse comparative de ces diverses sources, faite à des époques différentes, n'indique que des différences de composition sans grande importance et confirme la présence dans les eaux de Royat de bicarbonate de soude, de potasse, de chaux, de magnésie, de fer, de manganèse, de sulfate et de phosphate de soude, de chlorure de sodium et de lithium, de traces d'arséniate de soude, d'iodures et de bromures, de silice et d'alumine.

Les gaz azote, oxygène et acide carbonique s'y trouvent aussi en proportions importantes.

Enfin, nous devons signaler comme se rattachant aux eaux de Royat : 1° l'émanation curieuse et intéressante d'acide carbonique qui, de tout temps, a été constatée dans la grotte Saint-Mart [1]; 2° la source bitumineuse du

---

[1] La grotte Saint-Mart est *l'analogue de celle du Chien, à Naples.* Elle a été formée par les courants de lave du volcan de Gravenoire.

Puy-de-la-Poix, dont l'eau est excellente en lotions dans les scrofulides ; 3° l'abondante source des Roches, qui jaillit à deux cents mètres du parc de Royat ; 4° enfin, les sources ferrugineuses et incrustantes de Jaude et de Saint-Allyre, à Clermont.

Le chlorure de lithium a été dosé, nous l'avons vu, par le degré d'intensité que produit la raie rouge du lithium au spectroscope. Voici un moyen plus exclusivement chimique employé en 1875 par M. Lefort, le savant hydrologue, pour doser la lithine dans les eaux de Saint-Nectaire, où cette substance avait, du reste, été signalée depuis très-longtemps par l'inspecteur actuel, le docteur Dumas.

Dix litres d'eau de chacune des sources sont additionnés d'une petite quantité de carbonate de soude très-pure, et évaporés jusqu'à siccité. Le résidu est traité par l'eau tiède, afin d'en isoler tous les sels terreux insolubles, et la solution est additionnée d'acide chlorhydrique.

Cette solution, constituée par tous les chlorures alcalins, est évaporée jusqu'à siccité, et le mélange pulvérisé, puis lessivé avec soin par de l'alcool absolu qui s'empare de tout le chlorure de lithium. La liqueur alcoolique est alors chauffée au bain-marie pour en chasser tout l'alcool ; on y ajoute ensuite quelques gouttes d'ammoniaque et d'une

L'acide carbonique est constamment exhalé du sol, et forme dans la grotte une épaisse couche d'environ un mètre de hauteur. Le gaz y est immobile, mais, à l'entrée du visiteur, l'invisible nappe gazeuse s'agite et ondule dans toute la grotte comme une nappe d'eau tranquille lorsqu'un baigneur s'y plonge ; aussi pensons-nous que la thérapeutique thermale de Royat pourrait s'enrichir d'un mode naturel de médication, pour lequel, du reste, nous ne réclamons point la priorité, puisque, dans plusieurs stations déjà, à Marienbad, à Carlsbad et à Saint-Ahsan, par exemple, les inhalations d'acide carbonique sont employées avec grand succès pour le traitement de la chlorose et de la plupart des affections de poitrine.

solution saturée de phosphate de soude. Il se produit aussitôt un léger précipité, qui augmente de volume par le séjour du mélange pendant vingt-quatre heures à l'étuve.

Le dépôt de phosphate de lithine ammoniacal est lavé, séché, calciné au rouge et calculé comme sel tribasique.

L'action du chlorure de lithium dans les eaux de Royat est secondée par celle de l'acide carbonique et des silicates auxquels on reconnaît la propriété de dissoudre l'acide urique et ses composés, et principalement par celle du chlorure de sodium, du fer et de l'arséniate de soude.

Là, en effet, comme dans toutes les compositions thérapeutiques dont ces agents font partie, ils créent des propriétés reconstituantes qui ont pour résultat ultérieur une réhabilitation tonique de l'organisme.

A priori et d'après l'analyse chimique, on pourrait déjà prévoir l'efficacité de ces eaux dans la maladie qui nous occupe ; mais, comme élément essentiel, il ne faut pas oublier l'eau elle-même, dont le rôle est sans doute très-grand dans le traitement de la goutte et de la gravelle ; car, si, d'après les savants travaux de Chaussier et Sénac, on peut estimer à 2,500 grammes l'eau qu'un homme adulte, bien portant et se livrant à un travail normal, consomme en vingt-quatre heures, on comprendra aisément qu'il n'est pas de meilleur véhicule que l'eau elle-même pour le transport d'un agent thérapeutique dans le sang et les tissus.

L'action des eaux thermales de Royat, pour être lente et presque insensible, n'en est pas moins très-puissante ; mais comme leurs effets se font rarement sentir immédiatement d'une manière très-prononcée, et qu'il faut même souvent, pour pouvoir en bien apprécier les résultats, attendre plusieurs semaines et même plusieurs mois après la cure, il en résulte que cette médication ne satisfait pas toujours, pendant le séjour qu'ils font aux eaux, certains malades qui ne prennent une opinion favorable d'un traitement qu'autant qu'ils en voient des résultats immédiats.

Ce qui les confirme dans cette erreur, c'est qu'ils voient d'autres malades accuser dès les premiers jours un bienêtre extrême, ou tout au moins un notable soulagement.

En général, lorsque la dose des eaux de Royat est graduellement élevée, que toute la masse du sang s'est chargée de leurs principes minéralisateurs, on peut arriver à un état de saturation qui doit attirer l'attention du médecin et servir de guide dans les modifications à porter au traitement. Aussi doit-on, surtout pour les personnes nerveuses, faire donner les premiers bains à l'eau morte ou même coupés à l'eau de rivière. Si, le plus souvent, les premiers jours de la cure sont signalés par de la courbature, de l'agitation, de l'inappétence, de la soif même, nous voyons ces symptômes se dissiper vite et faire place à l'accroissement des forces, à la facilité de la digestion, à l'augmentation de la tonicité générale, à un sentiment de bien-être.

La thérapeutique thermale n'est, du reste, pas la même à toutes les époques et dans toutes les formes de la goutte.

Dans la goutte aiguë on ne doit commencer l'application des eaux ni pendant une attaque, ni lorsqu'elle est imminente, ni immédiatement après qu'elle a cessé.

Trousseau ne connaissait rien de plus dangereux que les eaux administrées sans discernement trop tôt après l'accès. Il faut donc s'informer si les urines dans le dernier accès ont été critiques, et ne pas interrompre la crise même par des bains d'eau ordinaire. On voit par là que le traitement ne peut rien contre les manifestations passagères de la diathèse; c'est à cette dernière seule qu'il s'adresse. Aussi, quoi qu'on en ait dit, aura-t-il toute sa puissance dans la goutte chronique. Mais les résultats favorables que l'on attend de cette médication ne se produisent généralement pas tout de suite. Durant les premiers jours il y a au contraire recrudescence de la douleur et des autres symptômes, quelquefois une attaque complète; l'acide urique apparaît en plus grande quantité dans les urines.

Si cet état se prolonge, c'est qu'on aura affaire à une intolérance idiosyncrasique : il faudra interrompre le traitement ou même le supprimer. La plupart du temps ces accidents cèdent promptement, et si l'amélioration n'a pas lieu pendant la cure même, le malade la trouve chez lui à son retour : elle consiste dans un éloignement de plus en plus considérable des attaques, retardées parfois pendant plusieurs années.

Les douleurs, les concrétions et les roideurs articulaires cèdent généralement très-bien à l'emploi externe et interne des eaux de Royat, surtout quand il n'y a point altération des tissus fibreux et des cartilages, ou quand les tophus ne sont pas trop anciens.

Dans ce cas, ce n'est pas seulement par une action dissolvante qu'agissent les eaux lithinées de Royat, mais en faisant cesser des congestions qui entretiennent les dépôts. Ceux-ci sont alors résorbés ou éliminés comme corps étrangers.

C'est surtout quand la goutte présente des indications plus pressantes que celles de la diathèse, comme il arrive dans la goutte asthénique ou chronique, où la faiblesse est le caractère principal, que le traitement par les eaux ferrugineuses de Royat est indiqué, car la médication franchement alcaline, comme celle de Vichy ou de Carlsbad, serait, on le conçoit, dangereuse ou inefficace.

Les eaux s'administrent, avons-nous dit, en bains à l'eau morte ou à l'eau thermale courante, en bains de vapeurs, en inhalations, en douches générales ou en douches locales sur les petites articulations, et principalement en boisson. La dose varie alors suivant la tolérance.

On doit commencer d'abord par de petites quantités, un ou deux verres par jour, pour s'élever jusqu'à quatre ou cinq. Ici, comme dans d'autres stations minérales, on voit malheureusement des malades qui, faute de direction ou par une forfanterie inqualifiable, ingèrent des quantités d'eau peu en rapport avec leur état, et payent plus ou moins cher leur insouciance ou leur amour-propre mal placé.

Les cinq sources de Royat, vu leur composition, pourraient être employées indistinctement contre la goutte. En effet, celles dans lesquelles on trouve le moins de chlorure de lithium et de sodium en contiennent encore une quantité bien suffisante. Cependant on affecte spécialement au traitement de la gravelle et de la goutte la source du Parc, la plus riche en lithine.

Les sources César et Saint-Victor, plus fortement chargées de bicarbonate de protoxyde de fer, sont réservées aux indications spéciales créées en dehors de la diathèse par l'état nerveux ou anémique du malade.

Les bains sont utiles, non-seulement parce que l'eau chargée de sels est absorbée par la peau, mais encore parce qu'ils en excitent singulièrement les fonctions.

Seulement on choisit pour les tempéraments nerveux les bains à température peu élevée, et on ne les prolonge pas au delà de vingt minutes. Le bain de César, 29 degrés, donne dans ce cas des résultats très-satisfaisants. La peau y devient marbrée et rouge, car elle s'y couvre rapidement d'une multitude de petites perles d'acide carbonique qui appellent le sang.

Lorsqu'il y a des tophus, les bains de la Grande Source sont plus avantageusement employés, car ils sont un puissant adjuvant de la médication interne.

La question si controversée de l'absorption cutanée ne nous permet pas d'évaluer la quantité de sels minéraux absorbée dans un bain. Il est cependant hors de doute qu'à la température de 32 à 35 degrés centigrades, une partie des cinq à six cents grammes de sels contenus dans l'eau du bain est absorbée et va ajouter son action à ceux qui ont été introduits dans l'économie par l'ingestion à la source.

Il importe beaucoup que le malade soit averti des différences que présente le plus souvent l'institution de la cure aux eaux de Royat ; car leur mode d'emploi doit être réglé, non-seulement sur la nature de la maladie, mais aussi sur la saison, sur le tempérament, l'âge, le sexe, l'idiosyncrasie ; sur la date de l'affection, sur son caractère héréditaire ou accidentel, diathésique ou local, etc.

La durée du traitement est, en général, de vingt-cinq à trente jours. Après ce temps, on voit reparaître les symptômes d'intolérance éprouvés quelquefois au commencement. Cet avivement thérapeutique a lieu surtout la première année de la cure ; aussi le traitement prescrit aux malades diffère toujours les années suivantes, alors que l'organisme a déjà reçu les bases d'un traitement adressé jusqu'alors plutôt au mal lui-même qu'à la constitution du malade.

Mais il ne faut pas oublier que la composition des eaux de Royat, comme celle de toutes les eaux minérales, est complexe, et qu'on ne saurait la comparer à une dissolution saline ; il faut donc être très-réservé sur son emploi, et la proscrire toujours quand il existe une maladie du cœur, une affection grave des viscères abdominaux ou une tendance quelconque aux congestions cérébrales et pulmonaires.

Durant les intervalles de saisons à Royat, on peut continuer le traitement par l'administration des eaux transportées ou artificielles. Les eaux très-chaudes à la source, quoique perdant par le transport quelques-unes de leurs propriétés à cause de leur température au griffon et de la précipitation partielle des sels qui en résulte par le refroidissement, ont cependant encore une action très-sérieuse et se prennent avec plaisir. Les eaux plus froides à la source sont préférées par beaucoup de malades. Elles sont donc une ressource précieuse pour les goutteux ou les rhumatisants que leurs infirmités ou la mauvaise saison empêchent de se rendre à Royat.

CHAPITRE V

Tous les excès sont nuisibles aux goutteux ou aux personnes soumises à la diathèse goutteuse. Il est donc important de bien régler leur régime et leur hygiène, surtout pendant la cure thermale.

La goutte acquise, lorsqu'elle ne provient pas de refroidissements, a une cause si nette qu'elle est admise par tout le monde, excepté par les goutteux. On n'ose pas s'avouer à soi-même qu'on est enclin à la bonne chère un peu plus que de raison ; on ne veut pas convenir qu'on accorde trop au repos ; et ainsi, peu à peu, par l'habitude on se fait une hygiène qui se résume ainsi : dépense insuffisante des forces, réparation trop grande.

D'après Sydenham, qu'il faut citer à chaque pas quand on parle de goutte, il est utile d'observer une grande sobriété, et de ne pas prendre d'aliments de digestion difficile. Mais il est essentiel d'éviter une trop grande abstinence qui entraîne la débilité.

Quant à la nature des aliments, il faut consulter le goût ou plutôt les aptitudes digestives du malade, et il importe que les heures des repas soient réglées rigoureusement. Les personnes qui ne vivent point dans les hôtels à heure fixe ne doivent pas l'oublier. Les médecins qui se sont occupés de goutte sont unanimes aujourd'hui à dire qu'un régime mixte est celui qui convient le mieux aux goutteux. « L'homme et les animaux sont ainsi faits, a dit Trousseau, que, pour leur nourriture comme pour d'autres choses, ils se lassent de suivre toujours la même voie, et, en bien des choses, le changement même pour le pire est accepté par l'économie, non-seulement sans dommage, mais quelquefois avec avantage. Nous sommes étonnés des effets considérables que produit un simple changement de lieu : celui qui chaque jour se livrait à un exercice convenable, qui avait un régime quelquefois moins bon, un air moins pur et se livrait au même exercice; celui-là, dis-je, éprouve une sorte de transformation et de mieux-être qui ne sont, en définitive, que le résultat de l'excitation nouvelle produite sur l'économie par des impressions inaccoutumées.

« Pour le régime, il en est de même. Nous constatons, en effet, que l'estomac se fatigue aisément des mêmes aliments et que ses fonctions sont, au contraire, favorablement excitées par le changement de régime. L'expérience démontre que si, dans nos repas ordinaires, nous sommes rassasiés par une somme déterminée d'aliments qui ne pourrait être dépassée sans produire quelques désordres digestifs, au contraire, si nous prenons part à un banquet dont les mets sont nombreux et variés, nous pouvons ingérer sans dommage une quantité presque double d'aliments. »

Il faut donc défendre une alimentation composée principalement de viandes et exclure entièrement les viandes faisandées. Nous trouvons dans la classification du professeur Bouchardat la liste très-complète des aliments qui conviennent aux goutteux.

« Les viandes seront permises, sauf à choisir les moins nuisibles. Ainsi il est inutile de défendre absolument le gibier : lièvres, chevreuils, sangliers, perdrix, cailles, faisans, bécasses, ortolans, mauviettes, non plus que les volailles : poulets, dindes, pigeons, oies ; mais on donnera de préférence le bœuf et le mouton ; car, rôtie ou grillée, la viande de mouton est incontestablement celle qui se digère le mieux. »

Le veau et le porc, proscrits par l'ancienne médecine, conviennent également.

On observe une grande réserve pour les foies, surtout pour les foies d'oies et les foies de canards. Il est bien entendu que tous ces aliments devront être réglés par le médecin sous le rapport de la quantité.

M. Bouchardat montre plus de sévérité que Garrod à l'égard des poissons à chair blanche, comme la morue, la sole, le merlan, que celui-ci permet. Tous deux sont d'accord pour proscrire le saumon, auquel on peut joindre l'anguille et la lamproie. On devra proscrire, outre le saumon et le maquereau, tous les poissons gras et huileux en général. Certains goutteux mangent avec plaisir les huîtres et le hareng et s'en trouvent, dit-on, très-bien ; nous en doutons. Les œufs et le lait ne conviennent guère. Les œufs, par le soufre qu'ils contiennent, peuvent donner lieu à la formation d'acide sulfurique qui augmenterait l'acidité des urines.

Le lait est utile cependant lorsque l'estomac supporte difficilement une autre nourriture, dans le cas de dyspepsie, de gastralgie ou d'ulcère simple, mais son usage exclusif affaiblit et ne peut être continué que concurremment avec un exercice convenable. On a vu la débilité produite par la diète lactée donner lieu au retour d'accès violents ; ne pourrait-on pas cependant invoquer en faveur du lait le pouvoir qu'on lui a attribué de transformer une partie de l'acide urique en acide hyppurique? Quant aux végétaux, dit Réveillé-Parisse, ceux-là seuls conviennent aux goutteux qu'ils digèrent avec le plus de facilité.

On peut permettre l'usage des féculents et des sucres, quoiqu'on les ait accusés d'être, ainsi que les corps gras, une des causes de la diathèse urique, qu'ils favoriseraient en enlevant aux matières azotées l'oxygène nécessaire à leur combustion. La glycosurie qui accompagne, comme nous l'avons vu, si souvent la diathèse goutteuse, serait sans doute plus à craindre, surtout chez les goutteux obèses, à qui, pour ce motif, on ne fera manger d'autre pain que celui de gluten.

Il faudra donc user modérément du pain, du sucre, des haricots, des pois, des lentilles. Ces légumes seront mieux digérés à l'état de farine qu'à l'état de grains; ils régularisent les selles.

Parmi les aliments féculents, les plus appropriés seront ceux qui, comme la pomme de terre, l'igname de Chine, le cerfeuil bulbeux, la patate, renferment une certaine quantité de citrate ou de tartrate de potasse qui agira à la façon des alcalins, en se transformant en carbonate. On peut y ajouter les espèces qui renferment de l'*inuline* : topinambours, artichauts.

Il faut défendre les substances herbacées, comme l'oseille, la rhubarbe, les tomates, qui sont susceptibles de contenir de l'oxalate de chaux, et par là de déterminer la diathèse oxalique, proche parente de la diathèse urique, ou produire des embolies, auxquelles on a attribué certaines morts subites dans la goutte. Quant aux asperges, elles excitent trop la sécrétion urinaire et irritent par conséquent les reins.

On peut permettre les salades suivantes : laitue, romaine, escarole, chicorée, mâche, barbe-de-capucin, cresson, mais très-peu assaisonnées ; on doit restreindre, sinon défendre l'usage des choux ordinaires, choux de Bruxelles, choux-fleurs, et donner la préférence aux épinards, salsifis, cardons, concombres, sur les navets, les carottes, les truffes et les champignons.

La plupart des fruits acides ont rapport aux sels alcalins, auxquels ils doivent la propriété de favoriser l'élimination de l'acide urique. Ainsi Scheele a découvert des bisels de potasse dans les citrons, la groseille, les fraises rouges. Linné dit que l'usage habituel des fraises est extrêmement avantageux pour prévenir les attaques de goutte. Arétée avait déjà observé que la destruction des mûriers dans certains pays y avait amené une épidémie de goutte, maladie inconnue jusqu'alors.

Les groseilles, les framboises et les cerises renferment des bicitrates et des bimalates de potasse à tel point que l'urine d'une personne qui mange 500 grammes de cerises douces devient à peu près aussi alcaline que si elle avait pris huit à douze grammes d'un sel alcalin végétal, ce qui équivaut à peu près à deux litres d'eau de Royat.

Les oranges et les raisins peuvent ére utiles en raison de leur action diurétique et parce qu'ils aident à la transformation des divers urates de l'économie en bicarbonates plus solubles. La cure de raisin, si bien organisée dans les stations allemandes, peut être facilement suivie à Royat, et déjà, en 1866, le docteur Allard avait particulièrement appelé l'attention du monde médical sur les ressources des divers vignobles qui avoisinent l'établissement.

Pourquoi n'a-t-on pas insisté pour appeler les malades à bénéficier des ressources extrémement précieuses d'un

agent thérapeutique si commode et si agréable à prendre?
Nous pensons qu'il y a là une lacune à combler.

A la liste nombreuse des modificateurs qui ont été pré-
conisés pour combattre l'arthritisme nous devons ajouter le
café, le plus expansif des breuvages aromatiques. La première influence du café, qui est manifeste pour tous ceux
qui ont l'habitude de cette boisson et qui savent l'apprécier,
c'est qu'elle plaît, et que par son délicieux arome elle
charme le goût et l'odorat. D'après les intéressantes observations faites sur lui-même par le docteur Jomaud, l'infusion
de café paraît plutôt calmer la faim que l'exciter. Selon nous,
dans les conditions ordinaires, il la régularise plus souvent
surtout quand il succède à l'emploi de boissons alcooliques
trop abondantes sans être excessives. Non-seulement il rend
les digestions moins pesantes, mais il peut aider puissamment
à supporter l'abstinence.

Pris à doses physiologiques, le café augmente la quantité
d'urine rendue dans les vingt-quatre heures, mais il diminue
la quantité d'urée excrétée dans ce même temps et active
l'élimination de l'acide urique. Le café est certainement un
actif diurétique, surtout lorsque son action est secondée par
celle de l'eau minérale; il rend, dit-on, la motilité plus
énergique, diminue le sentiment de la fatigue, et peut pro-
voquer l'insomnie, mais une insomnie qui n'est pas sans
charme. Il donne à la pensée plus de liberté, de netteté et
d'expression, et facilite le travail intellectuel.

Beaucoup de médecins cependant proscrivent du régime
des graveleux et des goutteux le café et les liqueurs fortes;
pour ces dernières ils ont raison, l'observation a prononcé;
mais pour le café, rien ne prouve qu'il leur nuise.

« Dans la gravelle urique, dit Bouchardat, guidé par les
mêmes principes, je ne défends pas le café non plus que

dans les autres gravelles, quand après son usage les urines ne déposent pas d'acide urique. Dans le cas contraire, on doit s'en abstenir. »

Galtier-Boissière va plus loin et recommande le café indistinctement à tous les goutteux. Le café cru, en macération à la dose de 25 grammes pour 250 grammes d'eau froide, agit sur la circulation capillaire et les actes désassimilateurs de la même façon que l'infusion chaude de café torréfié, avec cette différence, qui est quelquefois un avantage, qu'il ne produit pas les phénomènes d'excitation sanguine. M. Gigot-Suard a eu l'idée d'associer le colchique au café vert dans le traitement de la diathèse urique.

Le café atténue les effets irritants du colchique et en facilite l'absorption. Nous terminerons ce qui a trait au café en disant que la goutte, ainsi que la gravelle, est inconnue en Turquie, aux Antilles et dans les colonies où l'on prend du café à toutes les heures du jour. Nous croyons donc que le café, en diminuant les urates, par son alcaloïde la caféine, est en général salutaire aux goutteux, s'ils n'en abusent pas ; aussi l'ordonnons-nous aux malades qui viennent à Royat.

Les médecins anglais recommandent aux goutteux de ne faire qu'un repas par jour et de remplacer le vin par un verre de petite bière. Si l'on en fait deux, celui du matin pourra être plus copieux, pourvu qu'il soit suivi de quelques heures d'exercice. Du reste, la quantité d'aliments dont un goutteux peut faire usage doit être réglée suivant le degré d'activité, la force et l'âge du malade : l'estomac est toujours un guide parfait qu'il faut savoir consulter à propos.

L'eau est la vraie boisson du goutteux, a dit Bouchardat ; on peut au besoin y ajouter du quinquina, des toniques et

des amers. Cependant nous recommandons les vins légers
du pays, mais jamais purs et toujours coupés avec une eau
minérale, faible, celle de la source César par exemple.

Il est généralement reconnu aujourd'hui que les vins du
Midi, et surtout les vins blancs, sont fort nuisibles. Ainsi le
madère et le porto doivent être proscrits d'autant plus
sévèrement du régime des goutteux, que les gens qui en
font habituellement usage font bonne chère et prennent
peu d'exercice. Après ceux-là viennent le malaga, le xérès,
le frontignan et les vins sucrés du midi de la France. Les
qualités ordinaires des vins de nos pays prédisposent beaucoup moins à la goutte et ne la créent pas de toutes pièces ;
on croit même que certains vins blancs, ceux de la Moselle
et du Rhin, jouissent de l'heureuse propriété de diminuer
la quantité d'acide urique de l'économie. Les chimistes
expliquent ce fait en disant que ces vins contiennent tous
de l'acide quinique ou succinique, qui ont le pouvoir de se
dédoubler en acide benzoïque et en acide hippurique
soluble ; ou bien encore que le bitartrate de potasse qu'ils
renferment en grande quantité se transforme en bicarbonate de potasse, qui agit alors comme alcalin, et favorise
la diurèse.

M. Bourchardat voudrait qu'on utilisât cette connais-
sance des propriétés des différents vins, et qu'au moyen
d'opérations agricoles on transformât une partie des bitar-
trates de potasse du raisin en biquinate. Je l'ai tenté, dit-il,
dans mes vignobles de Bourgogne, et j'ai obtenu, à côté des
crus qui donnent la goutte, ceux qui la guérissent.

En dehors de la médication thermale, le goutteux devra
autant que possible ne pas s'exposer aux variations brusques de température, se vêtir de flanelle et entretenir les
fonctions de la peau par un exercice journalier, car il faut

utiliser les forces à mesure qu'elles reviennent, et rechercher ce qui peut donner de l'attrait aux occupations de chaque jour.

Pour Sydenham, l'équitation est placée avant toute autre règle d'hygiène, et il pense qu'un homme qui trouverait un spécifique aussi efficace passerait aisément à la postérité. Il est certain qu'une course à cheval répétée chaque jour est un complément utile d'une bonne cure thermale, même chez les bons cavaliers qui se maintiennent sans effort.

La natation a l'avantage d'ajouter l'action du bain à celle de l'exercice. Elle active les fonctions de la peau, surtout si elle est suivie de frictions. C'est donc encore un excellent moyen de traitement; aussi les goutteux et les rhumatisants peuvent-ils prendre des bains à la grande piscine de Royat, mais à la condition de faire des mouvements continuels dans l'eau, car la température est seulement à 32 degrés.

« Le défaut d'un exercice régulier, écrivait Chomel, est l'une des causes les plus fréquentes de la dyspepsie, ce satellite de la goutte : son influence sur le dérangement des organes digestifs est d'autant plus grande que le sujet a des muscles plus forts et plus aptes à supporter le mouvement : la vie sédentaire est généralement, par ce motif, plus nuisible aux hommes qu'elle ne l'est aux femmes, qui, d'ailleurs, trouvent dans la surveillance et les soins du ménage une cause de mouvement que n'ont pas les hommes. Un exercice modéré est un auxiliaire indispensable pour les bonnes digestions; on pourrait dire proverbialement qu'on digère aves ses *jambes* autant qu'avec son *estomac*. C'est donc un des points les plus importants à considérer dans le traitement de la dyspepsie, de la goutte et des gravelles. »

Qui donc oserait méconnaître l'importance de la prome-

nade? Celles que Royat offre à ses visiteurs sont assez nombreuses et assez variées pour que les buveurs puissent se
procurer cette distraction dans des conditions exception-
nelles d'agrément.

Citons parmi les excursions les plus intéressantes : l'as-
cension du Puy-de-Dôme et du cratère de Pariou, l'excur-
sion au lac d'Aydat et au plateau de Gergovie, aux car-
rières de Volvic et au château de Tournoël, etc. Les
promenades à pied sont aussi toutes très-attrayantes par le
charme et le pittoresque du pays parcouru. Sites sauvages,
paysages agrestes, bois touffus, rochers escarpés, vallées
profondes et remplies de fraîcheur, peuvent tour à tour
charmer le malade et le touriste.

Le village et les grottes de Royat, les gorges de la Pépi-
nière, les sources de Fontana et de Font-de-l'Arbre, les
volcans de Gravenoire, la vallée de Royat, celle de Villars
traversée par une voie romaine, les basaltes de Prudelle,
les coulées de lave de Villars, le Puy-Chateix, les greniers
de César, les voûtes romaines, la source de bitume, etc.,
enfin Chamalières et Clermont, sont autant de buts de promenades faciles et intéressantes.

La gymnastique et l'escrime sont des moyens puissants
et énergiques à opposer à l'arthritisme.

Ils permettent d'exécuter tous les mouvements avec
méthode et les combinent pour produire le plus de travail
possible au point de vue de ne laisser aucun muscle inactif.
La durée de la séance ne doit pas dépasser une heure et
doit être suivie, s'il se peut, de lotions avec l'eau froide, de
frictions et de massage. Mais l'exercice du gymnase est
surtout utile quand les amateurs sont assez nombreux
pour donner de l'attrait au travail. Son principal effet est
d'activer la respiration et par conséquent de régulariser la

nutrition des tissus. Tout le monde sait aujourd'hui que M. Bouchardat recommande d'appliquer au traitement de la goutte le régime ou entraînement des pugilistes.

1° Au moyen de sueurs, de purgations, de la demi-diète, on fait maigrir le sujet pour le débarrasser de la graisse qui l'alourdit et le rend impropre aux exercices ultérieurs; 2° on lui fait faire une promenade pour dévoiler les parties faibles qu'on frictionne avec une brosse de chiendent, et, pour régulariser la circulation, on entretient les fonctions de la peau par la gymnastique, l'escrime et l'hydrothérapie; 3° suivant les conditions individuelles de professions, d'âge, etc., on gradue les exercices suivants : le matin, après le déjeuner, promenade de 3 kilomètres, avec échappées de 200 à 300 mètres à toute vitesse; après le dîner, travaux de jardinage, jeux de disques, palets, crickets; avant le souper, course ou promenade assez longue.

L'hydrothérapie enfin, faite méthodiquement, agit puissamment pour modifier les accidents consécutifs de la goutte et du rhumatisme, car en réveillant les fonctions cutanées et celles de l'appareil urinaire, et en ouvrant tous les émonctoires, l'hydrothérapie stimule beaucoup les fonctions digestives dont nous connaissons le rôle dans la production de la diathèse urique.

Nous disposons à Royat de sources vives de 10 à 12 degrés; or l'eau minérale employée en douches variées produit par son jet unique un vigoureux massage, ou mite, par ses ondées de pluie fine, de douces frictions, et brusque entièrement les réactions vitales par les sensations contrastées qui résultent de sa température alternativement chaude ou froide. Ainsi, on comprendra sans peine par combien d'heureuses applications ces douches peuvent seconder les traitements spéciaux usités à l'établissement.

Elles concentrent, pour ainsi dire, dans nos mains les ressources des stations hydrothérapiques unies à celles des stations thermales.

Mais nous ne croyons l'hydrothérapie utile que lorsqu'on la fait suivre de frictions sèches, du massage, et surtout de la marche destinée à faciliter la réaction et les sueurs.

On comprendra que l'hydrothérapie pratiquée dans ces conditions et combinée avec des bains et des douches chaudes soit si utile aux goutteux et aux rhumatisants.

Pour tous les exercices du corps, comme pour l'alimentation, il faut observer une règle et ne tomber en aucun excès, car les fatigues trop grandes sont notées comme causes de la goutte.

Les vieillards, auxquels on ne peut guère prescrire d'exercice fatigant, choisiront le moins actif des moyens dont nous venons de parler, et en ressentiront plus de bien-être que de tous les spécifiques ; car on serait gravement dans l'erreur si l'on jugeait toujours de l'intensité de la goutte et des difficultés qu'elle opposera à sa guérison par la violence des douleurs qu'elle cause et par les altérations qu'elle laisse à sa suite, le développement de ces phénomènes pathologiques dépendant très-souvent ou de l'ancienneté du mal, ou de la sensibilité particulière du sujet, ou des moyens empiriques que l'on a mis en usage pour le soulager.

Rappelons enfin, comme conclusion de tout ce que nous venons de dire sur l'importance du régime et de l'hygiène du goutteux et du rhumatisant pendant la cure thermale, cet aphorisme de l'éminent professeur d'hygiène de la faculté de Paris : « L'exercice énergique est la pierre angulaire de la prophylaxie de la goutte. »

Nous n'aurions cependant pas fini ce qui est relatif à

l'hygiène de l'arthritique si nous ne disions quelques mots de son hygiène morale : il y a longtemps que la goutte passe pour être la maladie des savants, des philosophes, des hommes de génie et des hommes d'esprit, de tous ceux enfin qui sont livrés aux travaux de l'intelligence. On peut en effet citer parmi ses victimes : Horace, Leibnitz, Franklin, Pitt, Kant, Milton; surtout un grand nombre de médecins : Harvey, Sydenham, Hoffmann, Chesneau, Gatinaria, Morgagni, Werlhoff, Small, Darwin, Hunter, Everard Home, etc. On ne pourra certes invoquer chez tous l'influence des excès, mais plutôt celle de la vie sédentaire, de l'irrégularité des repas, des dyspepsies qui résultent de ces deux dernières causes.

Mais en dehors de cela, le travail intellectuel ne peut-il lui-même influer sur les fonctions de la nutrition et par suite sur la production de la goutte? Réveillé-Parise a dit que, chez les hommes dont nous parlons, « la portion de puissance nerveuse qui appartient à la digestion, à la circulation, à la nutrition, se reporte en grande partie à l'intelligence, à la méditation, et par conséquent au cerveau. Certains organes ont le superflu, tandis que d'autres manquent du nécessaire. » Il en résulte une diminution de l'activité des reins, des troubles de la digestion, d'où probablement formation et rétention d'acide urique dans le sang.

Pour remédier aux conditions fâcheuses au point de vue de l'imminence de la goutte créées par le genre de vie plus intellectuel que physiologique dont nous venons de parler, il faut obtenir de ceux qui s'y livrent d'en distraire chaque jour quelques heures en faveur d'un exercice corporel énergique.

Il faut surtout qu'ils évitent les excès de travail et l'application trop soutenue aux choses sérieuses.

En terminant, qu'il nous soit permis de rappeler que par le fait du déplacement on obtient souvent des guérisons aussi promptes qu'inespérées de malades ayant épuisé toutes les ressources thérapeutiques. « C'est, disait le docteur Baud, que la cure thermale se fait espérer avec les impatientes émotions de la terre promise et n'est abordée qu'avec les ardeurs du zèle au milieu de la communicative confiance et de l'expansive gaieté d'une société d'élite qui sait compatir à des maux qu'elle a éprouvés, ou qu'elle éprouve elle-même. »

FIN

CHAPITRE V.

PARIS. TYPOGRAPHIE DE E. PLON ET Cie, RUE GARANCIÈRE, 8.

9 782014 059939